D1856777

DR. MICHAEL RUG
Mit
ULRIKE MEISER

DIE NEUE GELASSENHEIT DER MÄNNER

Medicus Wissen – besser leben

DR. MICHAEL RUG
Mit
ULRIKE MEISER

DIE NEUE GELASSENHEIT DER MÄNNER

Weniger Harndrang – mehr Lebensfreude

Medicus Wissen – besser leben

Inhaltsverzeichnis

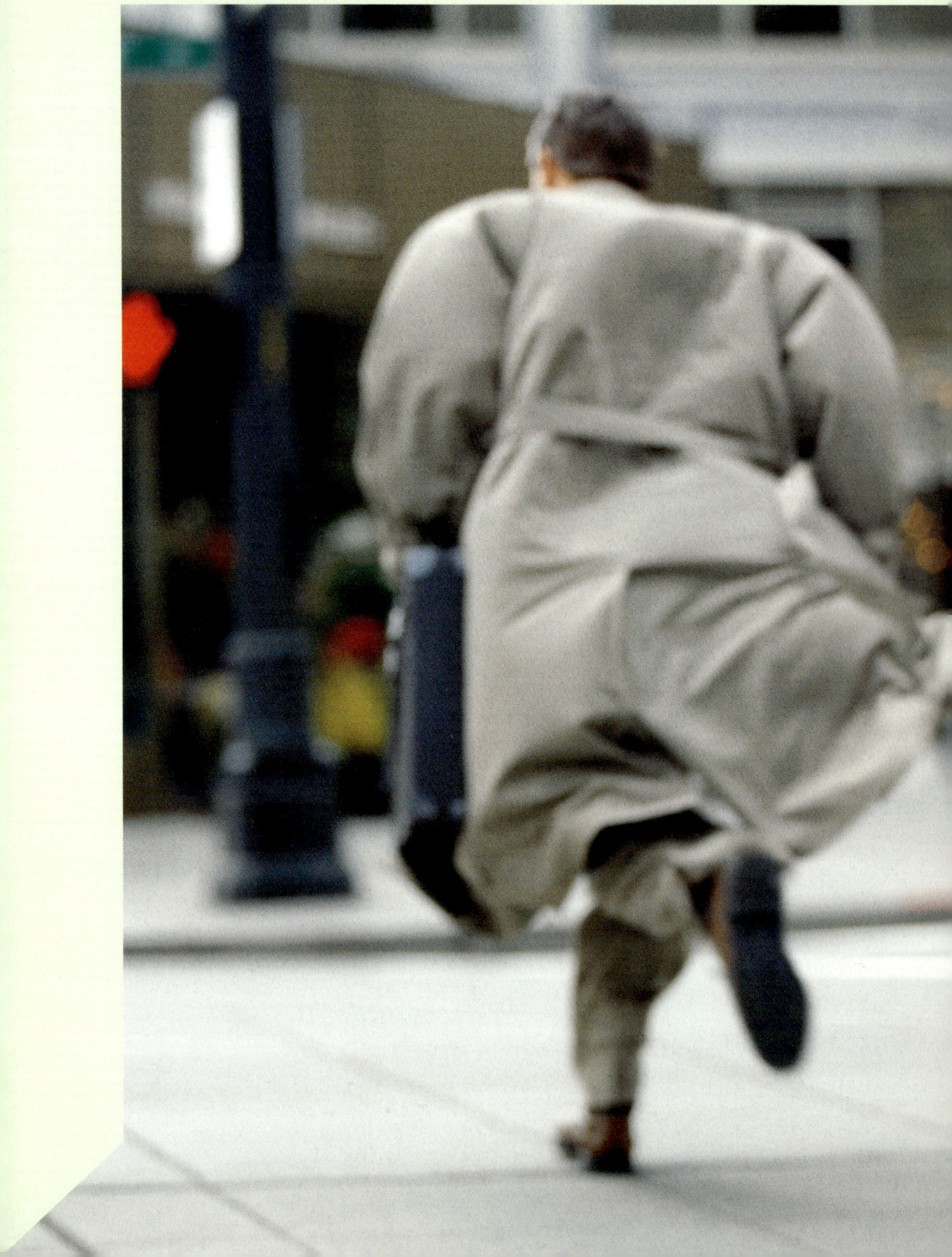

Warm-up: Wenn Not am Mann ist

»Männer sind vom Mars, Frauen von der Venus« lautet der Titel eines Buchs von Chris Evatt, das die Gegensätze zwischen den Geschlechtern beleuchtet. Dass Männer selbst beim Umgang mit ihrer Gesundheit geschlechtsspezifische Bräuche haben, kann ich aus meiner täglichen Arbeit berichten.

Ich arbeite als Urologe in eigener Praxis und betreue auch Patienten im Krankenhaus: Somit habe ich schon etliche Erfahrungen mit Männern und ihrem Umgang mit gesundheitlichen Fragen machen können. Wenn sie zu mir kommen, dann aus den verschiedensten Gründen: Die einen haben einen Verdacht, dass etwas vielleicht nicht stimmen könnte, die anderen wollen ihren Körper nur wieder einmal einer Überprüfung, einem Check-up, unterziehen, damit sie wissen, ob mit der Maschine Körper alles okay ist. Und manche kommen erst nach einer unnötigen Leidenszeit mit ihren Beschwerden, weil sie mit dem Arztbesuch lange gerungen haben. Ich verstehe, dass für viele der Gang zum Arzt ein schwerer Gang ist, den sie möglichst vermeiden wollen. Schließlich soll der Körper immer optimal funktionieren, ohne dass man sich darum kümmern muss. Viele meiner Patienten wollen von mir am liebsten nur die Absolution erteilt bekommen und sich bestätigt sehen, dass sie alles richtig machen und gesund sind. Denn ein Körper, der nicht voll einsatzfähig ist, bereitet Sorgen, kostet Zeit und durchbricht die Normalität des Alltags.

Mir ist aber auch bewusst: Derjenige, der frühzeitig handelt, wenn es um die Gesundheit geht, ist eindeutig im Vorteil. Auch wenn Mann noch nicht die Vierzig überschritten hat, lohnt sich ein regelmäßiger Check-up immer. Ihrem Wagen gönnen Sie das schließlich auch und wissen: Es ist sinnvoll, in eine Inspektion zu investieren, denn täte man es nicht, wären die Folgekosten und auch die Risiken, dass es zu unliebsamen Zwischenfällen kommt, weitaus höher. Jeder, der handelt und nicht wartet, bekommt die Möglichkeit, gemeinsam mit seinem Arzt zu überlegen, ob in einer bestimmten Sache etwas getan werden muss – oder auch nicht. Wenn ja, dann handeln Sie lieber zu früh als zu spät. Vorbeugen ist besser als heilen – denn leider lässt sich die Maschine Mensch nicht so einfach reparieren oder erneuern wie etwa ein defekter Motor.

Ärzte sind natürlich nicht dazu da, Patienten zu erziehen und sie dauernd zu belehren. Sie sollten Ihren Arzt also nicht als stetigen Mahner, Kontrolleur und Gesundheitsapostel wahrnehmen. Und mit diesem Gefühl sollte auch niemand in die Praxis kommen. Jeder Besuch dort ist vielmehr eine Chance. Seien Sie einfach so, wie Sie sind, nur reden Sie darüber. Ihr Arzt wird schon das richtige Maß an Therapie für Sie finden. Nicht zu viel und nicht zu wenig. Nicht zu früh, und vor allem nicht zu spät. Bedenken Sie: Sein guter Rat, besser auf sich aufzupassen und Veränderungen zu beobachten, wird Ihre Lebensqualität verbessern oder kann mitunter sogar Ihr Leben retten. Der Rat zur Vorsorge sollte ernst genommen werden, denn was im Berufsleben selbstverständlich ist, nämlich sich Herausforderungen zu stellen und sie aktiv anzugehen, gilt in Bezug auf unseren Körper ganz genauso.

Darf ich Ihnen in diesem Zusammenhang ein typisches Beispiel näher bringen, in dem es um das Problem »Harndrang« geht, damit Sie genau verstehen, was ich meine? Vielleicht erkennen Sie sich sogar ein bisschen im Verhalten meines Patienten wieder?

Ein Fall aus der Praxis

Wissen Sie, Herr Doktor, eigentlich ist es ja überhaupt kein Problem. Ich muss halt öfter zur Toilette und brauche dort ein bisschen mehr Zeit. Ich bin ja jetzt schon Mitte fünfzig und ich sehe ja, wie es den anderen geht.
Ich habe zwar bislang mit niemandem darüber gesprochen, denn so was tut man ja nicht gern, aber ich habe gelesen, dass eine fettreiche Ernährung Grund für die Vergrößerung der Vorsteherdrüse sein kann und dies wohl die Ursache für meinen vermehrten Harndrang ist. Hat dies tatsächlich etwas damit zu tun? Mir fielen sofort meine Sünden ein. Leider habe ich meine Ernährung erst seit kurzer Zeit umgestellt, seit ich es so richtig ernst nehme mit meinem Sport – ich trainiere für den Marathonlauf.
Und Sie wissen ja, Stress und Hektik habe ich auch reichlich in meinem Job. Ich habe schon länger Veränderungen bemerkt, aber seit ich nun nachts auch oft zur Toilette muss und dann Einschlafprobleme habe, dachte ich, es ist vielleicht besser, ich spreche Sie mal darauf an.
Wissen Sie: Meine Lebensqualität zu erhalten, ist mir wichtig, ich will im Job und im Sport fit sein. Ich habe hoffentlich nicht zu lange gewartet und schon Chancen der Therapie verpasst. Davor habe ich ein bisschen Angst. Oder muss ich jetzt operiert werden?

Für diejenigen unter Ihnen, die spüren, dass bei ihnen in Sachen »Zeitmanagement in Gesundheitsfragen« auch nicht alles so optimal läuft, so wie es der Patient in diesem Beispiel schildert, ist dieses Buch geschrieben. »Die neue Gelassenheit der Männer« soll Ihnen all das nahebringen, was Sie aus einem guten, ausführlichen Arztgespräch für sich mitnehmen können. Ganz entspannt und ohne Druck. An manchen Stellen leistet das Buch sogar mehr, denn kaum ein Arzt kann in seiner Sprechstunde so in die Tiefe gehen, wenn es beispielsweise darum geht, Ihnen die Anatomie unterhalb Ihrer Gürtellinie zu erklären. Auch wenn ich mich bemüht habe, möglichst nahe an Ihre individuelle Situation heranzukommen, kann dieser Ratgeber nicht alles abdecken und muss vielfach allgemein bleiben. Ihr persönlicher Gesundheitsstatus kann letztlich nur in einem vertrauensvollen Arztgespräch definiert werden.

Ich habe in diesem Buch meine Erfahrungen ganz gezielt eingebracht und versuche, auf Probleme in ihren unterschiedlichen Facetten einzugehen. Dafür werden zum Beispiel verschiedene Typen vorgestellt, damit Sie sich einordnen können und möglichst viel über sich und Ihre Verhaltensmotive lernen können. Dieses Buch macht noch dazu ein interaktives Vorgehen möglich. Sie können lesen, werden aber auch aufgefordert, Fragen zu beantworten und die richtigen Schlüsse aus den Antworten zu ziehen. Kurzum, mein Anliegen ist es, Sie für das Thema »Harndrang« zu sensibilisieren, Sie durch mehr Wissen sicherer im Umgang mit sich selbst zu machen, damit Sie frühzeitig den für Sie richtigen Therapieweg finden. Geben Sie mir Gelegenheit, Sie an meinem Wissen und meiner Erfahrung teilhaben zu lassen – damit es Ihnen rundum gut geht.

Karlsruhe, im Juni 2008 Dr. Michael Rug

Auf der Überholspur: FAQs oder Antworten für Eilige

Bei meiner täglichen Arbeit in der Praxis stellen mir meine männlichen Patienten im Zusammenhang mit der gutartigen Prostatavergrößerung immer wieder dieselben Fragen (im Englischen werden diese als »Frequently Asked Questions« bezeichnet, daher die Abkürzung FAQ). Vielleicht brennen diese auch Ihnen am meisten unter den Nägeln. Im Folgenden habe ich Ihnen die häufigsten Fragen mit jeweils einer kurzen, auf das Wesentliche beschränkten Antwort zusammengestellt. So können Sie sich einerseits gleich zu Anfang schnell einen Überblick verschaffen, ohne das ganze Buch Kapitel für Kapitel durcharbeiten zu müssen. Andererseits dienen die FAQs aber auch als Orientierungshilfe, damit Sie unvermittelt zu den Themenfeldern hingeführt werden, die Sie am meisten interessieren. Zu jeder Frage ist das entsprechende Kapitel angegeben, in dem sich detailliertere Informationen zu Ihrem Problem finden lassen. Somit können Sie die FAQs als Navigator benutzen oder einfach auf der gewünschten Seite ins Thema einsteigen.

1. Woran erkenne ich, dass ich an einer gutartigen Prostatavergrößerung leide? Ich habe nämlich gehört, dass man die Veränderungen bei einer Größenzunahme der Prostata kaum spürt!

Es ist richtig, dass man das durch die Benigne Prostatahyperplasie – so der medizinische Fachausdruck für die gutartige Vergrößerung der Vorsteherdrüse, abgekürzt BPH – verursachte Größenwachstum der Prostata meist erst recht spät bemerkt: Das Anfangsstadium der Krankheit verläuft praktisch beschwerdefrei. Unter anderem aus diesem Grund ist es so wichtig, ab dem 45. Lebensjahr einmal jährlich zur Vorsorge zu gehen.

Denn auch wenn Sie subjektiv noch keine Beschwerden haben, ist eine krankhafte Veränderung der Prostata durch den Arzt doch jetzt schon feststellbar. Wenn die Erkrankung das Anfangsstadium überschritten hat, treten die ersten Symptome auf, die zumeist mit der Einengung der Harnröhre durch das gewucherte Drüsengewebe zu erklären sind. Ihre Intensität nimmt mit Fortschreiten der Erkrankung zu. Sie verspüren dann einen häufigeren Harndrang als sonst, vor allem auch nachts, und haben einen dünneren und schwächeren Harnstrahl. Das Wasserlassen beginnt mit Verzögerung und Sie bemerken einen starken Harndrang, wobei dennoch nur geringe Mengen Urin abgehen. Urin tröpfelt nach und Sie haben das Gefühl, ihre Blase nur unvollständig entleeren zu können. Außerdem können Schmerzen, Brennen und Ziehen beim Wasserlassen sowie Blut im Urin hinzukommen (siehe Kapitel 2, S. 35).

2. Wenn ich die gutartige Prostatavergrößerung nicht behandeln lasse, kann daraus dann eine bösartige werden?

Nein, auch wenn die BPH unbehandelt bleibt, kann daraus kein bösartiges Krebsgeschwulst werden. Es gibt zwar auch eine bösartige Prosta-

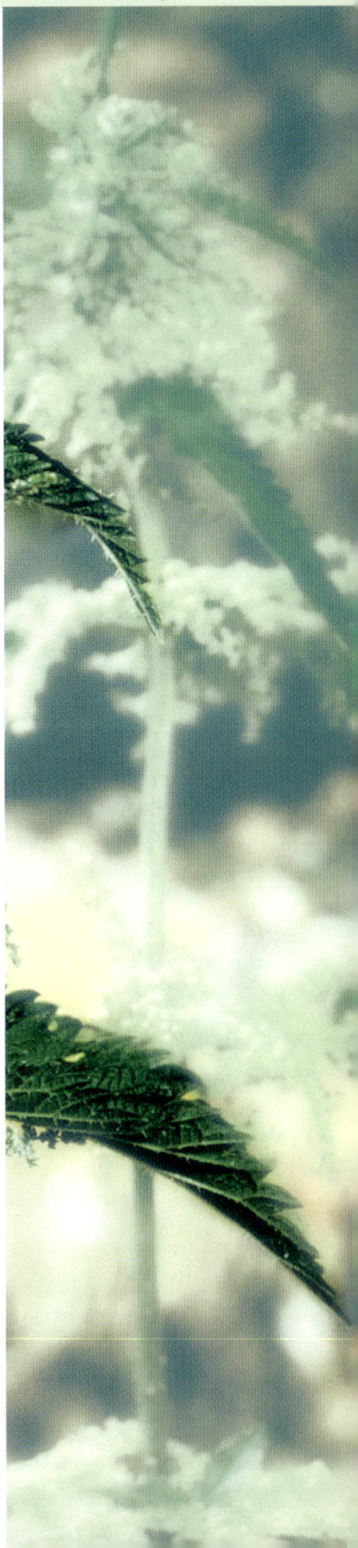

tavergrößerung, eben den Prostatakrebs, er ist aber keine Folgeerkrankung der BPH, sondern entsteht ganz unabhängig von dieser. Denn während die BPH das Drüsengewebe im Innern der Prostata betrifft, entsteht der Prostatakrebs in ihren Außenbezirken (siehe Kapitel 2, S. 39). Das heißt aber nicht, dass die gutartige Prostatavergrößerung generell unbehandelt bleiben sollte, denn wenn auch kein Karzinom aus ihr folgen kann, so doch eine Reihe anderer Komplikationen, die in weit fortgeschrittenen Stadien mitunter lebensgefährlich sein können: Es drohen neben schmerzhaften, aber meist gut behandelbaren Entzündungen der ableitenden Harnwege unter anderem auch Inkontinenz und Nierenversagen, was für den Rest Ihres Lebens sehr einschneidend sein könnte (siehe Kapitel 2, S. 40)! Um aber all diese Begleiterscheinungen zu vermeiden, ist es notwendig, die BPH so früh wie möglich zu behandeln.

3. Kann ich durch regelmäßige Vorsorge das Entstehen der BPH verhindern? Und wie läuft dabei überhaupt die Untersuchung durch den Arzt ab?

Die ernüchternde Antwort hier muss leider lauten: nein. Da man bis heute nicht eindeutig die Ursachen für das Entstehen der BPH klären konnte, hat man auch nicht die Möglichkeit, diesem entgegenzuwirken. Dennoch ist der regelmäßige Gang zur Vorsorge sinnvoll. So kann man die gutartige Vergrößerung der Prostata bereits in einem sehr frühen Stadium diagnostizieren und hat somit die besten Aussichten, zumindest ihr weiteres Fortschreiten zu verhindern und schon bestehende Symptome abzumildern (siehe Kapitel 2, S. 45 f.). Die Untersuchung – egal, ob Sie zur Vorsorge zum Arzt gegangen sind oder aufgrund von Beschwerden – läuft immer ähnlich ab: Zunächst wird der Arzt Sie zu bestehenden Beschwerden, Vorerkrankungen, Ihrem allgemeinen Gesundheitszustand etc. befragen. Dabei wird er auch die Fragen des IPSS zurate ziehen. Danach folgt die körperliche Untersuchung. Um die Prostata beurteilen zu können, ist es nötig, einen Finger in den Enddarm einzuführen: So kann die Prostata auf Veränderungen hin abgetastet werden.

Diese Art der Untersuchung mag manchem zwar etwas unangenehm erscheinen, sie ist jedoch in der Regel völlig schmerzfrei und liefert außerdem schnell und sicher Erkenntnisse über den Zustand der Prostata. Des Weiteren können noch Urin-, Ultraschall- und Röntgenuntersuchungen sowie Blasenspiegelung, Gewebeentnahme und eine Messung des Harnflusses notwendig werden, um eine endgültige Diagnose stellen zu können (siehe Kapitel 2, S. 44).

4. Ich habe gehört, dass gesunde Ernährung und Sport bei Prostatabeschwerden helfen sollen. Stimmt das und was kann ich sonst noch tun, wenn bei mir eine gutartige Vergrößerung der Prostata diagnostiziert wurde?

Sowohl eine Umstellung der Ernährung als auch die Aufnahme regelmäßiger körperlicher Bewegung können sich positiv auf bestehende

Prostatabeschwerden auswirken. Bei der Ernährung heißt das, vor allem die Fettzufuhr zu reduzieren, da die bei uns übliche, eher fettreiche Ernährung als eine der möglichen Ursachen für das Entstehen der BPH vermutet wird (siehe S. 37).
Durch sportliche Betätigung tun Sie nicht nur etwas für ihr gesamtes körperliches Wohlbefinden, sondern auch gezielt etwas für die Prostata, da deren Durchblutung dadurch angeregt wird.
Außerdem sollten Sie dafür sorgen, dass Ihr Unterleib nicht auskühlt – das heißt zum Beispiel: nach dem Schwimmen immer abtrocknen und die Badehose wechseln –, dass Sie den Konsum von Alkohol und Nikotin – wenn Sie ihn nicht gleich ganz einstellen – reduzieren und auf eine ausreichende tägliche Trinkmenge achten.
Schließlich können Sie bestehende Beschwerden noch durch physiotherapeutische Maßnahmen, beispielsweise durch Sitzbäder, lindern.
Noch ausführlicher werden Ihnen die Selbsthilfemaßnahmen im dritten Kapitel (siehe S. 55 f.) vorgestellt.

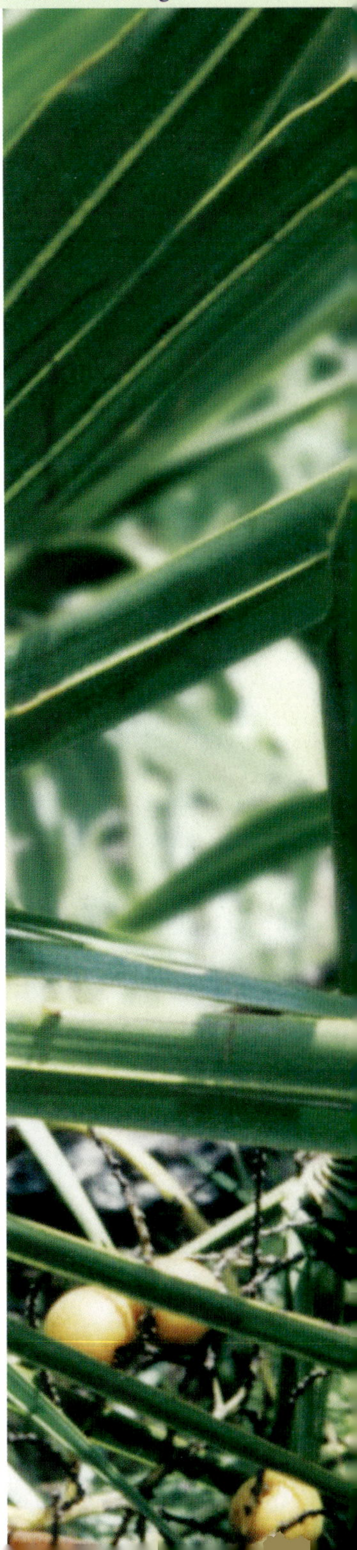

5. Die Entfernung der Prostata soll doch impotent machen! Muss ich mich wirklich operieren lassen oder gibt es andere Möglichkeiten, die BPH zu behandeln?

Eines vorweg: Wenn die gutartige Vergrößerung der Prostata operativ behandelt wird, heißt das nicht, dass man dabei die ganze Prostata entfernt. Selbst wenn – aufgrund einer schon sehr stark vergrößerten Prostata – nicht mehr transurethral, das heißt durch die Harnröhre, sondern nur noch offen operiert werden kann, wird nur das gewucherte Drüsengewebe im Innern der Prostata entfernt. Ihr Äußeres, und damit auch das für den Erhalt der Sexualfunktion wichtige Nervengeflecht, bleibt unverletzt.
Darüber hinaus ist eine Operation in der Regel auch nur bei fortgeschrittener BPH – etwa ab einem IPSS von 20 Punkten (siehe S. 48) – notwendig. Die Drüse verursacht dann starke Beschwerden, zum Teil mit Komplikationen, und eine medikamentöse Therapie führt nicht (mehr) zum gewünschten Erfolg.
Vorher stehen sowohl chemisch-synthetische als auch pflanzliche Medikamente zur Verfügung, wobei sich die Behandlung mit Phytopharmaka, also pflanzlichen Arzneimitteln, aufgrund deren besseren Verträglichkeit bei guter Wirksamkeit anbietet. Besonders die Wirkstoffkombination von Sägepalmen- und Brennnesselwurzelextrakt hat sich hier bewährt (siehe Kapitel 2, S. 46).

6. Das ist doch eine Erkrankung alter Männer! Warum bin ich denn schon mit 45 Jahren davon betroffen?

Im Volksmund wird die Benigne Prostatahyperplasie zwar auch »Altersprostata« genannt, das bedeutet aber nicht, dass nicht auch jüngere Männer von ihr betroffen sein können. Unter den 40- bis 50-Jährigen leiden bereits etwa 30 Prozent an der BPH, fast jeder Dritte.

Wenn bei Ihnen mit Mitte vierzig eine gutartige Prostatavergrößerung festgestellt wird, ist das also nichts Außergewöhnliches. Dass manche Männer früher, manche erst später mit der BPH konfrontiert werden, liegt an der mit ihrer Entstehung vermutlich in Zusammenhang stehenden Umstellung des Hormonhaushaltes. So wie bei Frauen in den Wechseljahren, kommt es auch bei Männern ab einem bestimmten Alter zu einer Umstrukturierung des Hormongleichgewichts.
Bei manchen geschieht dies früher, womit auch ein früheres Entstehen einer BPH begünstigt wird, bei anderen kommt es eben erst später zu Veränderungen im Hormonhaushalt (siehe Kapitel 2, S. 37). Wichtig ist, dass eine entsprechende Therapie möglichst früh einsetzt.

7. Hat die Prostatavergrößerung selbst oder eine entsprechende Behandlung Einfluss auf die Potenz oder das Sexualleben?

Die Benigne Prostatahyperplasie kann sich zwar vorübergehend negativ auf das Sexualleben auswirken, die Ursachen für diese sexuellen Funktionsstörungen sind dann aber meist nicht organischer, sondern psychischer Natur. Auch führt die operative Behandlung der BPH – wie fälschlicherweise oft angenommen wird – nicht zur Impotenz. Lediglich die radikale Entfernung der Prostata bei der Behandlung eines Prostatakarzinoms kann den Verlust der Erektionsfähigkeit nach sich ziehen, die Operationsmethoden bei der gutartigen Prostatavergrößerung haben keine derartigen Folgen. Einzig der Verlust der Zeugungsfähigkeit kann mit der Operation der BPH einhergehen: Nach dem chirurgischen Eingriff kommt es häufig zur sogenannten retrograden Ejakulation, das heißt, das Sperma wird beim Orgasmus nicht mehr über die Harnröhre nach außen abgegeben, sondern fließt in die Blase. Weil im Zuge der Operation oftmals der innere Schließmuskel am Blasenhals mit entfernt werden muss, ist eine Abdichtung der Blase beim Orgasmus nicht mehr möglich (siehe Kapitel 2, S. 49) – was ansonsten aber kein Problem darstellt. Wenn Sie an einer gutartigen Prostatavergrößerung leiden, ist das davon abgesehen überhaupt kein Grund, Ihr Sexualleben auf Eis zu legen: Auch mit einer BPH können Sie weiterhin, sooft Sie Lust dazu verspüren, Geschlechtsverkehr haben (siehe Kapitel 3, S. 71 f.).

8. Mein Vater/Großvater/Bruder hat/hatte Probleme mit der Prostata. Ist das vererblich?

Nein, anders als beim Prostatakrebs gibt es bei der gutartigen Prostatavergrößerung keinen Hinweis darauf, dass ihr Entstehen im Zusammenhang mit genetischen Faktoren steht. Somit brauchen Sie sich keine Sorgen zu machen, wenn einer Ihrer näheren Verwandten an BPH erkrankt ist: Das bedeutet noch lange nicht, dass es zwangsläufig auch Sie treffen muss.

Durchstarten: Neue Männer braucht das Land

Das Selbstverständnis der Männer hat sich in den letzten Jahren ganz schön gewandelt. Allein zu sein – jetzt oder irgendwann – ist laut einer aktuellen Umfrage erstaunlicherweise die größte Angst, die sie gegenwärtig quält. Vorbei scheint die Zeit, als Mann in ein Schema passen und sich als hartgesottener Cowboy beweisen musste. Mann zu sein weist heute viel mehr Facetten auf als jemals zuvor. Denn, so Kommunikationswissenschaftler Frank Naumann, auch Gefühle zeigen und zu seinen Schwächen stehen ist mittlerweile vielen Männern möglich, ohne sich dafür zu schämen.

Mit anderen Worten: Die Männerrolle war noch nie so undeutlich definiert wie heute. Und die Freiheit, andere Wege zu beschreiten, noch nie so groß. Jeder kann seine Rolle individuell gestalten, so wie er sich sieht. Aber wie definieren sie, die modernen Männer, nun selbst ihre »Männlichkeit«? Worin unterscheiden sich die neuen Männerbilder von den konservativen?

Stark, selbstbewusst, entschlossen, konsequent, vital, aktiv, intelligent, unabhängig, belastbar, geistig rege und körperlich allen Belastungen gewachsen – sind es nicht diese Assoziationen, die hier in jeder Aussage mitschwingen? Aber es sind noch andere Stärken, die den modernen Mann auszeichnen: Gefühle zeigen, sich auch mal kritisch sehen und dabei gelassen bleiben. Das ist neu und optimiert das Rüstzeug, das einen als Mann und Mensch noch überzeugender macht. Die Umfrage zeigt deutlich, dass viele Männer eigentlich alles mitbringen, was sie zu gesundheitsbewussten Menschen machen könnte: Verantwortungsbewusstsein, Fürsorge, Einstehen für das, woran man glaubt, Ehrlichkeit, Zuverlässigkeit, die Fähigkeit, der Wahrheit ins Gesicht sehen zu können und immer auch Konsequenzen zu ziehen, wenn es notwendig ist. All das müsste sie zu rationalen Vorsorgeprofis machen. Und doch sagt die Statistik, dass sie es nicht sind – noch nicht sind. Denn in puncto Gesundheitsfürsorge verhält sich der Mann an sich widersprüchlich. Davon kann jeder Urologe ein Lied singen – und hat bestimmt dabei Herbert Grönemeyers Song »Männer« im Ohr, aus dem viel Wahrheit spricht, wie ich finde: »Männer haben's schwer, nehmen's leicht, außen hart und innen ganz weich. Werden als Kind schon auf Mann geeicht.«

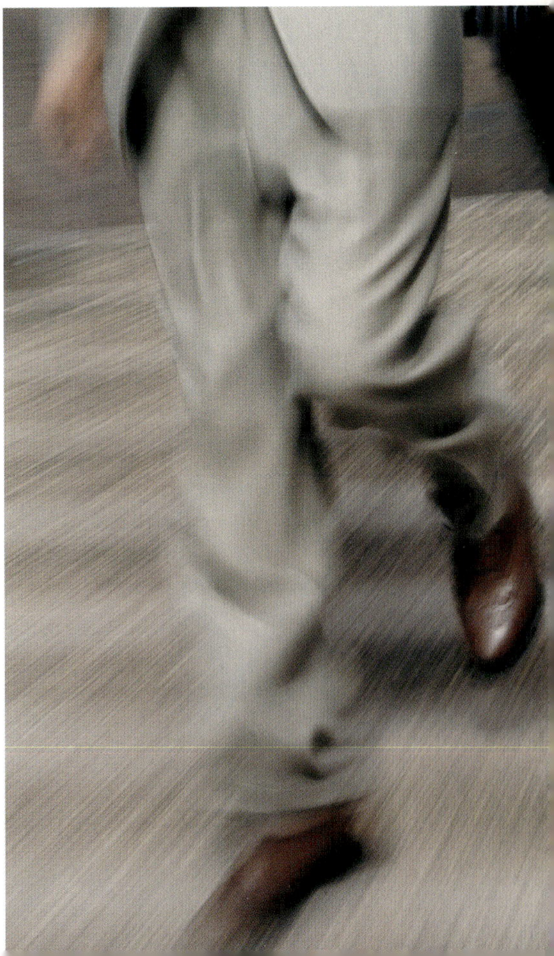

Mit anderen Worten!
Männer und ihre Autos

Geht es um den fahrbaren Untersatz, sind Männer meist sehr darauf bedacht, dass ihr Auto gepflegt ist. Beim Kauf achten sie nicht nur auf ein gefälliges Aussehen, sondern auch auf die Leistungsfähigkeit des Motors – schließlich will man ja an der Ampel auch wegkommen. Sie lieben es, wenn ihr Auto sowohl von außen als auch von innen glänzt und kümmern sich darum, dass es reibungslos funktioniert, indem sie regelmäßig zur Inspektion und beim TÜV vorfahren. Komische Motorgeräusche oder anspringende Warnlämpchen mögen sie nicht und bringen das Fahrzeug lieber mal in die Werkstatt. Vergleicht man nun den Umgang der Männer mit ihren Autos mit dem Umgang, den sie mit sich und ihrem Körper pflegen, fällt ins Auge, dass sie bei den körpereigenen Warnsignalen und Funktionsstörungen nicht so angemessen reagieren.

Quelle: Umfrage des ADAC, 2006

Typisch Mann? Was ist männlich?

»Es sind nicht die Äußerlichkeiten, also ein Dreitagebart oder die Geheimratsecken, die einen männlich machen. Es sind vielmehr Charakterzüge wie Verantwortungsbewusstsein, Fürsorge, die Fähigkeit, echte Freundschaft pflegen zu können, oder auch das Bedürfnis, im Innern ein kleiner Junge zu bleiben. Aber – und das will ich nicht verschweigen – typisch männlich sind auch Imponiergehabe, Angeberei und Aggressivität.« **Florian R., 36, Marketingexperte**

»Richtig männlich ist es, vor Tausenden von Menschen aufzutreten und dann eben doch noch rechtzeitig nach Hause zu kommen, um seiner Tochter noch gute Nacht zu sagen. Männlich ist es vor allem, für die Dinge einzustehen, an die man glaubt.« **Marc T., 28, Sänger**

»Ich fühle mich männlich, weil ich keinen Trends hinterherlaufe oder irgend jemandem gefallen muss. Ich habe meine eigenen Vorstellungen und mache meine eigenen Fehler. Breite Schultern, Haare auf der Brust und ein paar Narben machen vielleicht manchmal aus Jungs Männer, aber nur für einen Augenblick.« **Christian St., 48, Werbeleiter**

»Männlich sein heißt, der Wahrheit ins Auge zu sehen, aber auch über seine Gefühle und Ängste zu reden.« **Fritz P., 54, selbstst. Kaufmann**

»Männlich sein heißt, Selbstvertrauen zu haben. Und dass man das Zeug dazu hat, besser zu sein als alle anderen, weil man über einen sehr starken Willen verfügt und bei dem, was man macht, immer 110 Prozent geben will. Männlich sein ist für mich auch, ehrlich zu sein und zuverlässig. Vor allem sich selbst gegenüber.« **Niklas R., 30, Rennfahrer**

»Für mich ist das in der Jugend die Eigenschaft, das Selbstvertrauen zu haben, dass man alles erreichen kann und es auch packen wird, die eigenen Träume zu verwirklichen. Und im Alter die Kraft, die Männer ausstrahlen, wenn sie im Leben einiges geschafft haben.«
Patrick N., 24, Musiker

»Männlich zu sein heißt, etwas gelassener zu bleiben als die meisten Frauen und zu vielen Dingen die nötige Distanz zu wahren. In bestimmten Situationen risikofreudiger zu sein, aber auch die Zukunft planen zu wollen. Die Kunst dabei ist, sich ein paar Kanten zu erhalten.«
Felix N., 32, Journalist

»Männlich sein heißt, der Wahrheit ins Gesicht zu sehen und die notwendigen Konsequenzen zu ziehen, dabei unbeirrbar zu sein und manchmal auch stur.« **Thomas G., 64, Pensionär**

Quelle: Glamour 5/2006

Typisch Mann?
Vorsorge unter Männern: eine bittere Wahrheit

Ob aus Angst, Scham, Unkenntnis: Männer gehen seltener zum Arzt als Frauen, sind aber häufiger krank und ihre Lebenserwartung liegt niedriger als die des weiblichen Geschlechts, und zwar um 5,7 Jahre. Männer erreichen im Durchschnitt 75,6 Lebensjahre. Nur etwa 17,5 Prozent aller gesetzlich Versicherten nutzen den Gesundheits-Check-up, um das persönliche Gesundheitsrisiko nachhaltig zu senken. Eine regelmäßige Leistung der Kassen, die somit einfach ungenutzt bleibt. Bei der Krebsfrüherkennung sind es nur 20 Prozent der Männer im entsprechenden Alter. Jede zweite Frau dagegen, also 50 Prozent, kümmert sich um die Früherkennungsvorsorge.

Quelle: Kassenärztliche Vereinigung Nordrhein

Die Frage nach den Gründen für dieses Verhalten ist schwer zu beantworten. Wahrscheinlich liegt die Wahrheit in einer Mischung aus vielen Aspekten: Verdrängung, Unwissen, Ängste verbunden mit einer Prise Ignoranz. Als Fachmann, der männliche Patienten tagtäglich in den unterschiedlichsten Situationen erlebt, weiß ich, dass es nicht einfach ist, die Einstellung vieler Männer zum Thema Gesundheitsvorsorge zu verändern. Aus meiner Erfahrung kenne ich jedoch einige Hilfsmittel, die zur Verbesserung des Gesundheitsbewusstseins beitragen können und mit denen ich bei meinen Patienten schon sehr viel erreicht habe.

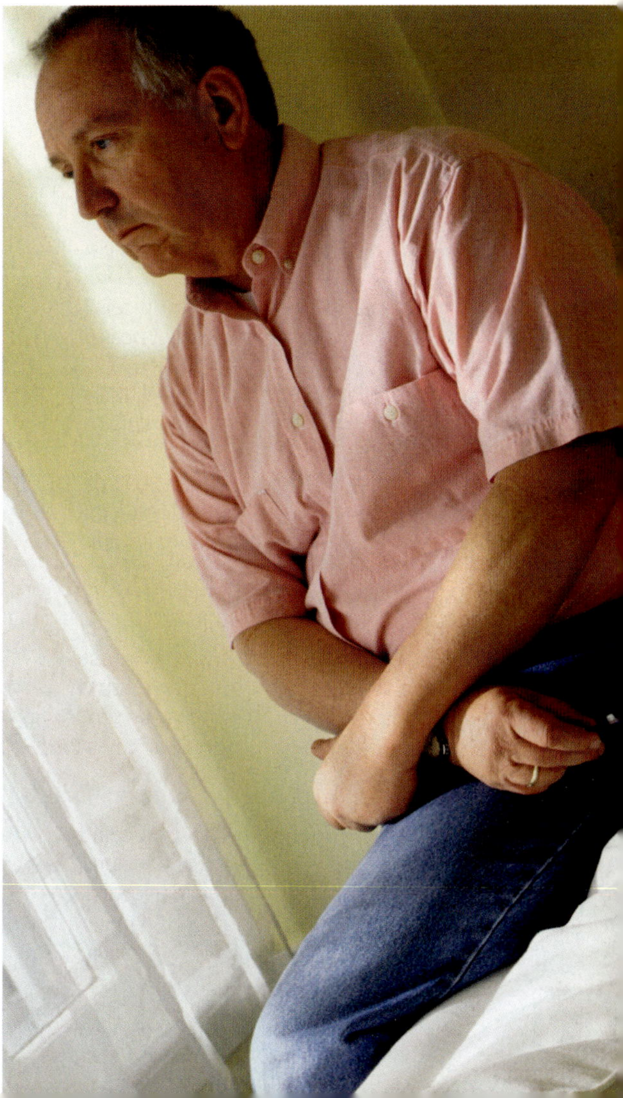

Sich selbst spüren – ein neues Körperbewusstsein entsteht

Ich denke, am Anfang eines neuen gesundheitsbewussten Denkens steht ein verändertes Körperbewusstsein. Wer sich spürt, weiß, was mit ihm los ist. Ein unschätzbarer Vorteil. Eine gesunde Körperlichkeit wird von vielen Menschen nicht ausgelebt, sei es aus religiösen Gründen, weil ihr Schamgefühl so ausgeprägt ist oder weil der Körper einfach ein Schattendasein führt, d. h. geistige Tätigkeiten, sei es in Beruf oder Freizeit, dominieren. Für viele verliert der Körper zudem mit den Jahren an Reiz, gerade dann, wenn er mehr und mehr an Jugendlichkeit verliert.

Das können Sie tun! Wie Sie Ihr Körperbewusstsein steigern

› Sport muss nicht sein, aber Bewegung ist außerordentlich wichtig.
Sie spüren, wie Ihr Körper reagiert, was er leisten kann, und entdecken seine Grenzen. Sie erfahren auch, dass Sie Leistungshemmnisse abbauen können, und wissen im Laufe der Zeit viel besser, was Sie sich zumuten können und was nicht.

› Schauen Sie ruhig mal öfter in den Spiegel, und zwar ganz bewusst.
Konfrontieren Sie sich mit Ihrem Körper und lernen Sie ihn mit all seinen Besonderheiten kennen. Hier geht es nicht um einen Schönheitswettbewerb, sondern schlicht um eine Bestandsaufnahme, zum Sich-Kennenlernen, damit Ihnen in Zukunft Veränderungen einfach auffallen und Sie darauf reagieren können.

› Nehmen Sie sich Zeit für sich.
Halten Sie inne, wann immer es nötig ist, und beschäftigen Sie sich mit Ihren Befindlichkeiten. Und zwar auf eine gute Art und Weise, ohne zum Hypochonder zu werden und nur noch um sich zu kreisen. Nutzen Sie Meditationstechniken, autogenes Training oder die Progressive Muskelentspannung nach Jacobson, um Ihre Gedanken zu ordnen und um sich immer wieder auf sich selbst zu besinnen. Mehr dazu später.

› Vermehren Sie Ihr Wissen über Gesundheit und über die Funktionsweisen Ihres Körpers.
Das macht Sie sicher im Umgang mit ihm und bewahrt Sie davor, die Dinge falsch einzuschätzen oder sie gar zu verdrängen, weil in Ihnen eine unbestimmte Angst vor den großen Krankheiten aufsteigt.

› Setzen Sie auf Qualität.
Gönnen Sie sich nur noch das Beste, ob es gutes, qualitätvolles Essen ist, ausgezeichnete Heilmittel oder der hochwertigste ärztliche Rat, den Sie bekommen können. Geld dafür auszugeben ist sinnvoll. Nach einiger Zeit werden Sie spüren, wie das alles wirkt, nämlich wie ein Turbolader, und Ihr Körper wird wieder ganz deutlich spürbar.

Wertschätzung gefragt

»Ihr intimster Besitz ist Ihr Körper. Wir Menschen konzentrieren uns leider oft erst darauf, wenn er nicht mehr klaglos funktioniert«, betonen auch die Autoren Werner Tiki Küstenmacher und Lothar J. Seiwert in ihrem Bestseller »Simplify your Life«. Und »Simplify your Health« würde logischerweise bedeuten: Lassen Sie sich nicht von jeder Gesundheitswelle und jedem Fitnesstrend erfassen, aber konzentrieren Sie sich auf das, was wichtig ist, und tun Sie das mit Sinn und Verstand. Nicht mehr und nicht weniger. Und gestehen Sie sich endlich ein, dass Ihr Auto Ihnen nicht bedeutsamer sein darf, als Sie selbst es sind.

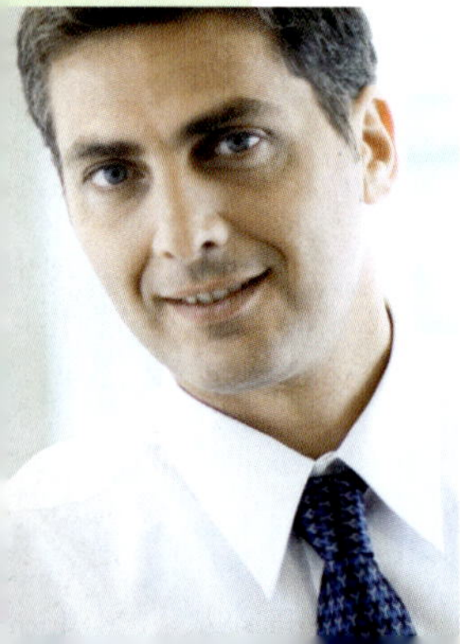

Männer sind also durchaus achtsam, wenn es um Dinge geht, die ihnen wichtig sind. Sie sind gerne stolz auf das, was sie sind und was sie besitzen und können. Warum nicht auch auf ihren Körper? Eine berechtigte Frage, finden Sie nicht?

Die Pille namens Gelassenheit und Vertrauen

Bei der Wahrnehmung von körperlichen und geistigen Veränderungen scheitern Männer jedoch nicht selten, vielleicht, weil sie – unbewusst – Angst vor unangenehmen Wahrheiten haben. An dieser Stelle sind Gelassenheit und Vertrauen in die Wissenschaft gefragt. Denn eines ist sicher: Die Fortschritte der Medizin, sowohl die chemischen als auch die natürlichen Heilmethoden, stellen in vielen Fällen verlässliche Lösungen zur Verfügung. Deswegen funktioniert das persönliche Gesundheitsmanagement am besten, wenn man(n) ganz selbstverständlich und aufmerksam mit sich, seinem Leben und seinem Körper umgeht: Stress vermeiden und in Gesundheitsfragen Prioritäten setzen, lautet die Devise.

Gelassenheit ist dabei ein erstrebenswertes und durchaus realisierbares Ziel, und zwar in allen Lebensbereichen: »Auch wenn die Zeiten stürmisch sind, müssen wir auf Lebensfreude nicht verzichten. Vor allem dürfen wir nicht glauben, das Rezept hieße, immer schneller, immer atemloser durchs Leben zu rennen. Im Gegenteil: Wirkliche Lebensfreude kann erst dann entstehen, wenn wir wieder einmal inne halten und uns umschauen: Wo stehe ich, wo stehen die anderen? Stimmt der Weg noch, auf dem ich mich befinde? Lohnt der Preis noch, den ich für meine Ziele zu zahlen habe? Die zwölf Schlüssel für ein gelasseneres Leben führen darauf hin: Achtsamkeit, Balance, Dankbarkeit, Ehrlichkeit, Einfachheit, Geduld, Großzügigkeit, Hingabe, Humor, Klugheit, Mut und Vertrauen.« Mit diesen zentralen Begriffen beschreibt die Autorin und erfolgreiche Managementtrainerin Sabine Asgodom in ihrem Buch »12 Schlüssel zur Gelassenheit. So stoppen Sie den Stress« das Wesen von gelassenem Vorgehen treffend. Diese Eigenschaften sind auch im Umgang mit unserem Körper und unserer Gesundheit ganz entscheidend.

Ich glaube, wir können an dieser Stelle bereits in der wichtigen Frage nach dem richtigen Gesundheitsbewusstsein ein kleines Resümee ziehen und festhalten: Körperbewusstsein, Wertschätzung, Vertrauen und Gelassenheit sind Ausdruck seelischer Gesundheit, mit deren Hilfe körperliche Gesundheit erst möglich wird. Kommt noch die richtige Portion Verantwortungsgefühl zur richtigen Zeit dazu, sind Sie quasi ein Siegfried der Neuzeit und Ihr Problem mit der Prostata ist automatisch kein unlösbares mehr. Aber keine Angst: Superhelden sind hier nicht gefordert, höchstens diejenigen, die Stärke zeigen, indem sie souverän zu ihren Schwächen stehen können und Lösungen finden wollen. Und das rechtzeitig.

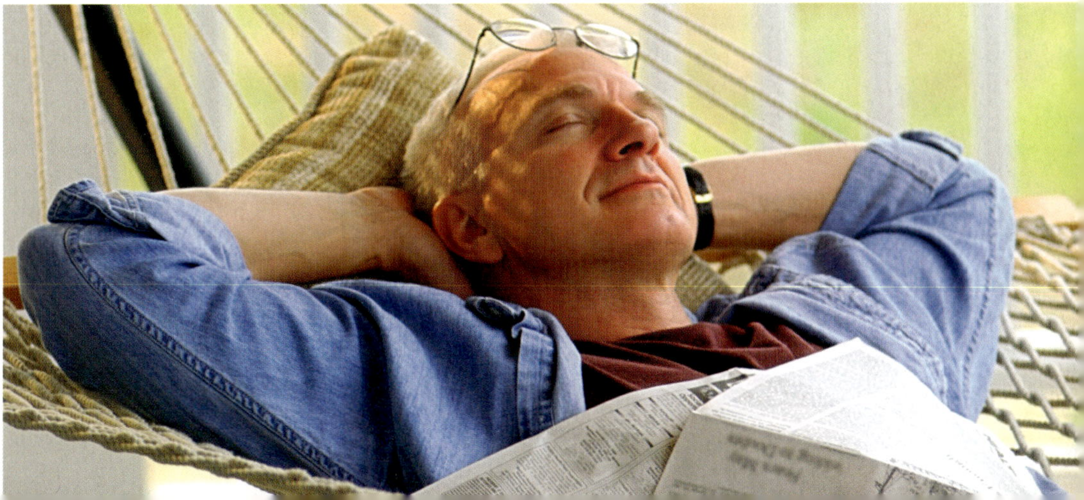

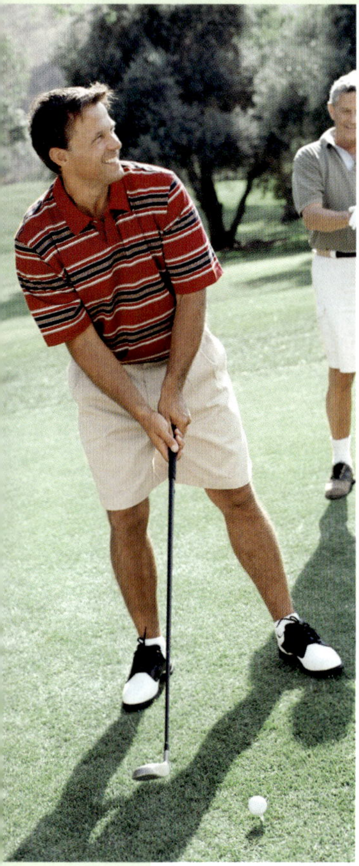

Runde 1: Wann ist ein Mann ein Mann? Was das starke Geschlecht von sich erwarten darf

Wenn man an die Helden aus Mythologie, Literatur und Sport denkt, bei denen noch traditionelle Männlichkeitsideale gelten, fällt auf – und das ist ein großer Trost –, dass auch sie keineswegs perfekt sind:

- Achilles – ansonsten unverwundbar – hat seinen schwachen Punkt, seine Ferse, ebenso wie Siegfried eine Schwachstelle zwischen seinen Schultern hat.
- Die modernen Superhelden sind auch nicht ausschließlich stark: Spiderman zum Beispiel leidet unter der Verantwortung, die die Rolle des Superhelden mitsichbringt.
- Und ein Sportler wie Lance Armstrong wirkt gerade deshalb so männlich, weil er über sein Schicksal offen sprach und seine schwere Krankheit besiegte, was ihn nachhaltig veränderte.

Sie dürfen sich also getrost einreihen, ohne Ihr Gesicht zu verlieren. Nobody is perfect. Hauptsache, Sie reagieren sensibel und ergreifen die notwendigen Maßnahmen im richtigen Augenblick. Und auch wenn Sie mal Rückschläge hinnehmen müssen und alles nicht so läuft, wie Sie es von sich erwarten, weil Sie zu spät oder falsch reagieren: Den Mut sinken lassen gilt nicht. Denn eines kommt bei jedem im Laufe der Zeit unweigerlich hinzu: Ihnen wird natürlich auffallen, dass Sie mit Mitte 40, 50 oder 60 nicht mehr so agil sind wie mit Anfang 20. Sie werden die damit zusammenhängenden Veränderungen immer deutlicher bemerken und teilweise auch bedauern. Aber: Mit dieser neuen Situation umzugehen, sich darauf einzustellen, ohne Lebensqualität einzubüßen, kann man lernen.

Älter werden? Kein Problem!

»Ei, bin ich denn darum achtzig Jahre alt geworden, dass ich immer dasselbe denken soll? Ich strebe vielmehr an, täglich etwas anderes, Neues zu denken, um nicht langweilig zu werden. Man muss sich immerfort verändern, erneuern, verjüngen, um nicht zu verstocken.« Goethe hat Recht. Wie so oft. Denn älter werden fängt zuerst im Kopf an. Und gesund älter zu werden heißt darum auch, Wissen zu nutzen, Verantwortung zu übernehmen und sie flexibel anzuwenden. Denn der medizinische Fortschritt geht so weit, dass wir ein Stück weit in der Lage sind, tatsächlich mitzubestimmen, welche Krankheiten wir im Alter bekommen und welche nicht.

Älter werden ist heute also eine Herausforderung der besonderen Art. Einerseits steigt die Lebensqualität im Alter: mehr Zeit, mehr finanzielle

Mittel und mehr Wissen. Laut einer aktuellen Untersuchung des Instituts für Demoskopie Allensbach haben die meisten Menschen nämlich kein Problem damit, älter zu werden. Viele sagen, mit dem Ruhestand fange der schönste Teil des Lebens doch eigentlich erst an. Dennoch gibt es auch die andere Seite: Die körperliche und geistige Leistungsfähigkeit kann sich stark verändern und es können Probleme auftreten, die einen dazu zwingen, ein ganz anderes Leben zu führen.

Nicht nur bei Frauen stellt sich der Hormonhaushalt um, auch Männer kommen in die Wechseljahre, und man vermutet, dass der veränderte Hormonstatus auch bei Männern Einfluss auf die Entstehung bestimmter Krankheiten hat. Nicht nur Falten sind nämlich Zeichen des Älterwerdens, auch ein dünnerer und abgeschwächter Harnstrahl. Ein vergleichsweise kleines Gesundheitsproblem, das aber nicht sein muss und – wenn man früh genug handelt – einfach aus der Welt geschafft werden kann, indem man selbst etwas dagegen tut.

Sehen Sie die Sache mit dem Älterwerden also positiv. Denken Sie immer wieder an das berühmte halb volle Glas. Eine konstruktivistische Sichtweise der Dinge führt auf Dauer dazu, dass Ihnen mehr Lösungen begegnen werden als Probleme. Und im Zweifelsfall berufen Sie sich noch auf den altbekannten Vergleich von Mann und Wein, nach dem Motto: je älter, desto besser. Nehmen Sie das mit dem »Mann in den besten Jahren« einfach wörtlich. Diese Haltung wird Ihnen nicht nur bei Problemen mit Ihrer Prostata helfen.

Das können Sie tun! Fangen Sie früh an, denn Sie brauchen Zeit
Die Erfahrung hat es gezeigt: Hochwertige pflanzliche Medikamente wirken auf Dauer am besten. Sie sind wirksam und verträglich. Eine Kombination aus Sabalfrüchten und Brennnesselwurzeln zeigt dabei überzeugende Resultate. Allerdings: Natürliches braucht Zeit, die Sie in jedem Fall haben, wenn Sie beim Auftauchen der ersten Symptome handeln. Was spricht eigentlich dagegen?

Ein Indianer kennt keinen Schmerz: auf Symptome richtig reagieren

Gesundheit und Krankheit sind – wie Sie wissen – auch immer eine Frage der Definition und die subjektive Beschreibung dessen, was normal oder unnormal ist. Gesundheit und Krankheit sind in einem gewissen Umfang auch sehr persönliche Dinge. So wie auch das Schmerzempfinden ein sehr individuelles ist. Der Aspekt »Schmerz« wiederum sagt noch nichts über die Tatsache aus, ob man krank oder gesund ist. Klingt verwirrend, heißt aber nichts anderes als: Auch wenn Ihnen noch nichts weh tut, können Sie eine behandlungsbedürftige Krankheit haben. Das sollten Sie bedenken: Beim Prostataadenom ist das der Regelfall.

Der Duft von Freiheit und Abenteuer: männliche Lebensqualität

Sollten Sie solche Symptome bemerken, schieben Sie das nicht einfach aufs Alter, sondern erwarten Sie mehr von sich. Unabhängigkeit, Freiheit und die Männer gehören einfach zusammen. So bedeutet Lebensqualität für die meisten Männer auch, sich spüren zu können: sich beim Sport verausgaben, sich beim Sex mit Lust aufladen oder den Nervenkitzel beim schnellen Autofahren erleben. Auch im fortgeschrittenen Alter brauchen Sie darauf nicht zu verzichten. Und wenn es um Ihre

Check-up!
Typische Warnzeichen eines Adenoms auf einen Blick

Allmählich häufiger auftretender Harndrang, insbesondere auch Unterbrechung der Nachtruhe zum Wasserlassen, verdünnter und abgeschwächter Harnstrahl, der oft erst nach einer gewissen Wartezeit oder durch Pressen mit der Bauchmuskulatur in Gang kommt, vorübergehende Verstärkung der Warnzeichen, insbesondere nach langem Sitzen, Alkoholkonsum und bei Stuhlverstopfung, aber Besserung oder Verschwinden der Symptome bei ausreichender Bewegung.

Quelle:
Leiboldt, Gerhard: Erkrankungen der Prostata. Das Leiden des Mannes. Zürich 2000

Prostata geht, ist die für den Erhalt der Lebensqualität so wichtige Gesundheit ohne Weiteres machbar. Dieses Plus sollten Sie nutzen. Denn ich versuche, Ihnen nicht nur zu sagen, was medizinisch sinnvoll ist, sondern auch zu erklären, wie es geht und was die Therapie bewirkt. Das zweite Kapitel wird darum ganz der medizinischen Seite des Prostataadenoms gewidmet sein (vgl. S. 28f.). Nehmen Sie sich Zeit dafür, die körperlichen Zusammenhänge zu verstehen; das macht Sie sicher im Umgang mit dem Problem. Und: Nehmen Sie sich ein Beispiel.

Ein Fall wie Sie? Früh erkannt – früh gehandelt

Es gibt sie noch, die guten Beispiele. Dr. rer. nat. Till Keil ist so eines. Er konnte frühzeitig handeln, weil er miterlebt hatte, wie sein Vater unter seinem Prostataadenom litt. Zum Vorteil für den Sohn.

Es hatte ganz harmlos begonnen. Mit Mitte vierzig fing bei seinem Vater alles mit häufigerem Harndrang an und zwanzig Jahre später war sein Zustand so schlecht, dass er mit einem Dauerkatheter leben musste. Eine Operation war nicht mehr möglich, weil der körperliche Allgemeinzustand schon sehr bedenklich war. Der quälende Harndrang, ohne richtig Wasser lassen zu können, belastete seinen Vater damals sehr, bis in Traumfantasien hinein. Eine schwierige Situation, die aber dem Sohn sehr half, weil er für sich die richtigen Konsequenzen daraus zog, zumal er als Medizinjournalist neugierig war und einfach über die medizinischen Zusammenhänge Bescheid wissen wollte.

Ab Mitte vierzig stellte er auch bei sich Veränderungen fest. Nachts musste er ein, zwei Mal aufstehen, um zur Toilette zu gehen. Nur mit »Nachdruck« war seine Blase zu entleeren. Für ihn war klar: Er musste das Problem angehen und sprach mit verschiedenen Urologen über seine Beobachtungen. Ihre Antworten auf seine Frage hin, was nun zu machen sei, waren sehr unterschiedlich. Erstaunlicherweise. Sie schätzten den Behandlungsbedarf solch »diskreter« Symptome sehr verschieden ein. Für Dr. Keil ein Motiv mehr, sich in die Literatur zu vertiefen. Er wollte Klarheit. Wichtig für ihn war neben der Wirksamkeit eines Mittels auch die gute Verträglichkeit. Nebenwirkungen wollte er nämlich keine in Kauf nehmen. Er war aber bereit, jeden Tag über lange Zeit etwas einzunehmen oder zu tun. Und für sein Sicherheitsbedürfnis – damit die Anforderungen, die er als Naturwissenschaftler an eine Therapie stellte, auch garantiert würden – war er ebenso bereit, in seine Gesundheit zu investieren. Qualität hatte für ihn oberste Priorität.

Noch heute klingt ihm der Satz eines Mediziners im Ohr: »Wissen Sie, bei den geringen Beschwerden, machen Sie sich mal keine Sorgen! Wir haben und entwickeln derzeit so schonende Operationsmethoden. Da merken Sie kaum etwas und sind danach von allem erlöst.« Im Zuge seiner Recherchen hörte er aber auch von ganz anderen Erfahrungen. Fast alle Männer, die er kannte, wussten von der Schwere der Operation zu berichten. Es hatte bei ihnen Wochen gedauert, bis nach dem Eingriff alles verheilt war, auch von Problemen mit der Potenz war die Rede gewesen. Warum es also nicht erst mal mit einem pflanzlichen Mittel versuchen? Es bestand noch keine richtige Not und er konnte es auf einen Versuch ankommen lassen.

Anfänglich merkte er gar nichts. Phytopharmaka brauchen eben ihre Zeit, das wusste er. Aber nach mehrwöchtiger kontinuierlicher Einnahme wurde immer deutlicher spürbar, dass eine allmähliche Verbesserung griff. Als sich Dr. Keil dann wegen eines Vorsorgetermins untersuchen ließ, wurde ihm ärztlich bestätigt, was er schon selbst vermutet hatte: »Bei jemandem in Ihrem Alter habe ich bisher noch sehr selten eine so jugendliche Prostata gesehen.« Als er dem Arzt gestand, dass er schon vor mehr als zehn Jahren Beschwerden gehabt hatte, wollte der es nicht glauben, wie sich die Situation verbessert hatte.

Motiviert Sie dieser Fall auch, Ihr Problem anzupacken? Vielleicht sollten Sie aber vorher unter die Lupe nehmen, zu welchem Reaktionstyp Sie in Sachen Gesundheit gehören, um dann gezielt eine auf Ihre Bedürfnisse abgestimmte Therapie zu starten (vgl. S. 45f.).

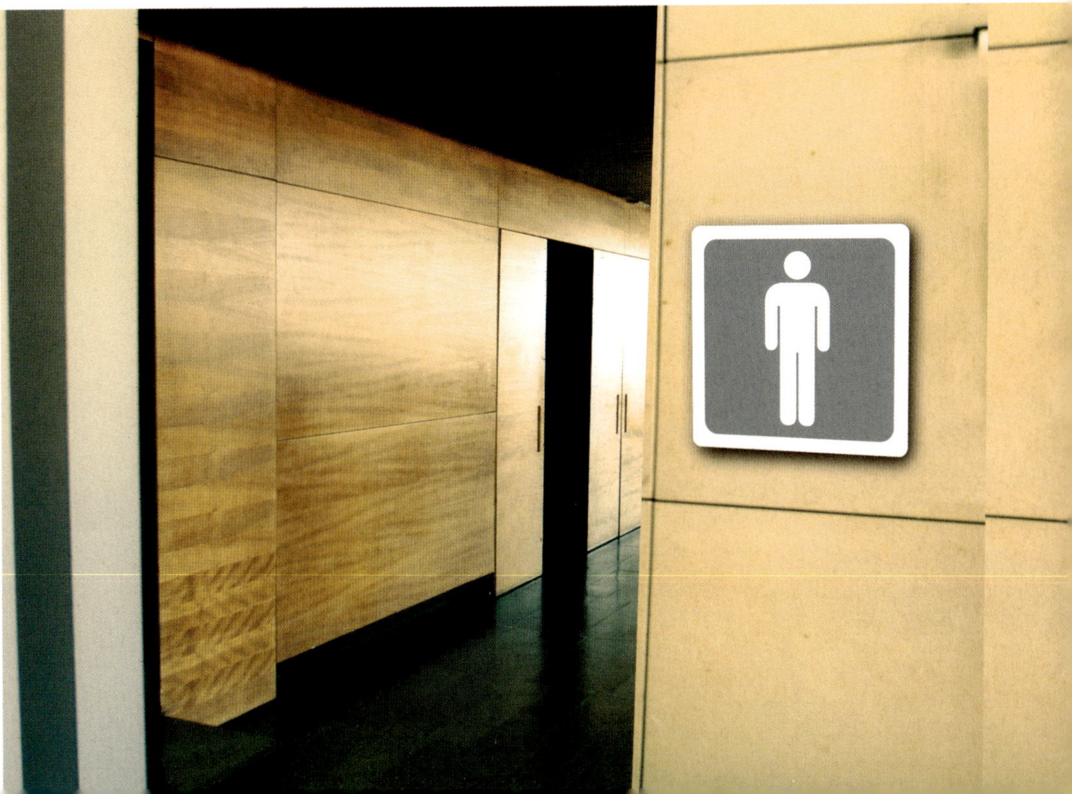

Boxenstopp: Welcher Reaktionstyp sind Sie und was wissen Sie über Ihren Körper?

Nachfolgender kleiner Test soll Ihnen – als Abschluss des ersten Kapitels – dabei helfen herauszufinden, wie es in Gesundheitsfragen um Sie bestellt ist. Die Auswertung wird Ihnen zeigen, ob Sie eher der sorglose Typ sind und – wie viele Männer – die Auseinandersetzung mit Gesundheitsthemen meiden oder ob sie erkannt haben, dass Gesundheit nicht selbstverständlich ist und man sich aktiv um ihren Erhalt kümmern muss. Ihre Stärken und Schwächen im Umgang mit dem eigenen Körper werden aufgedeckt und Sie erhalten praktische Tipps, wie Sie Verbesserungen schaffen können. Kreuzen Sie bei jeder Frage die zu Ihnen passende Antwort an.

1 Ab dem 45. Lebensjahr haben Männer die Möglichkeit, zur kostenlosen Krebsfrüherkennung zu gehen. Wie stehen Sie dazu?

› Ich mache regelmäßig Gebrauch davon – wie auch von allen anderen Untersuchungen zur Vorsorge und Früherkennung. **A** ☐

› Das ist bestimmt sinnvoll. Ich tue aber auch so schon genug für meine Gesundheit: Ich mache Sport und nehme regelmäßig Nahrungsergänzungsmittel. **B** ☐

› Natürlich gehe ich zur Vorsorge. Man kann ja nie wissen . . .! **C** ☐

› Finde ich gut. Wenn ich Zeit habe und gerade dran denke, gehe ich mal wieder hin. **D** ☐

› Die Sinnhaftigkeit dieser Vorsorge ist doch gar nicht erwiesen – solange es mir gut geht, muss ich auch nicht zum Arzt! **E** ☐

› Davon wusste ich gar nichts . . . **F** ☐

2 Wenn Sie Beschwerden haben, dann . . .

› . . . machen Sie sich erst mal schlau, bevor Sie zum Arzt gehen oder sich in der Apotheke beraten lassen. **A** ☐

› . . . suchen Sie – je nach Art der Beschwerden – den zuständigen Facharzt auf. **B** ☐

› . . . gehen Sie sofort zum Hausarzt, um Schlimmeres auszuschließen. **C** ☐

› . . . gehen Sie zum Arzt, der weiß schließlich am besten Bescheid. **D** ☐

› . . . warten Sie erst mal ab. Wenn es dann nicht besser wird, lassen Sie sich in der Apotheke beraten. **E** ☐

› . . . unternehmen Sie gar nichts. Was von allein gekommen ist, verschwindet auch wieder von allein. **F** ☐

3 Wenn Sie Fragen zum Thema Gesundheit haben, wo informieren Sie sich dann?

- Vieles weiß ich schon aus Zeitschriften, Ratgebern und aus dem Fernsehen. Und dann frage ich auch noch meinen Arzt oder Apotheker. A ☐
- Ich habe das Internet für mich entdeckt. Da findet man Informationen zu allen Themen. B ☐
- Ich verlasse mich nur auf die mir vertrauten Fachleute: meinen Hausarzt und meinen Apotheker. Ihr Expertenurteil ist mir wichtig! C ☐
- Ich interessiere mich eigentlich wenig für das Thema Gesundheit. Wenn ich doch mal eine Frage habe, wende ich mich an einen Arzt. D ☐
- Ich frage Bekannte und Verwandte, ob sie mir weiterhelfen können. E ☐
- Ich habe keine Fragen dazu. F ☐

4 Was tun Sie selbst für Ihre Gesundheit?

- Ich gehe zu allen empfohlenen Früherkennungs- und Vorsorgeuntersuchungen, achte darauf, mich ausreichend zu bewegen und nehme vorsorglich Medikamente, im Winter zum Beispiel Echinacin, um Erkältungen vorzubeugen. A ☐
- Ich mache regelmäßig Sport und nehme Vitamin- und Mineralstofftabletten, um meine Gesundheit positiv zu beeinflussen. B ☐
- Ich gehe regelmäßig zur Vorsorge und nehme vorbeugende Medikamente ein, die mein Arzt mir empfohlen hat. C ☐
- Ab und zu gehe ich zur Vorsorge. D ☐
- Ehrlich gesagt, nicht viel. Ich sollte wohl besser auf mich achtgeben. E ☐
- Solange es mir gut geht, sehe ich keine Veranlassung, zusätzlich etwas für mich zu tun. F ☐

5 Was sagt Ihnen der Begriff »Benigne Prostatahyperplasie«?

- Kenne ich. Die BPH, das ist die gutartige Vergrößerung der Vorsteherdrüse bei Männern etwa ab 50, vermutlich verursacht durch hormonelle Umstellungen. A ☐
- Mein Urologe hat mir das erklärt: Das ist die sogenannte Altersprostata. B ☐
- Das klingt schlimm! Ich muss direkt mal meinen Hausarzt danach fragen. C ☐
- Hat wohl irgendwas mit der Prostata zu tun, ich werde bei Gelegenheit mal meinen Arzt danach fragen. D ☐
- Ich glaube, mein Schwager hat mal so etwas gehabt. E ☐
- Nichts, interessiert mich auch nicht weiter. F ☐

6 Wenn Sie sich eine Behandlungsmethode aussuchen könnten, welche wäre das?

› Das hängt davon ab, wie bewährt die jeweilige Methode ist: Wenn der Facharzt zustimmt, würde ich auch homöopathische und naturheilkundliche Methoden nutzen. **A** ☐

› Sooft wie möglich würde ich mich für die Naturheilkunde und andere alternative Heilmethoden entscheiden. **B** ☐

› Ich vertraue da voll und ganz dem Urologen. Alles andere ist doch Humbug! **C** ☐

› Reicht es nicht, wenn ich einfach das tue, was der Arzt mir sagt? **D** ☐

› Ist mir egal. Hauptsache, es hilft! **E** ☐

› Man kann wählen? Zwischen welchen Möglichkeiten denn? **F** ☐

7 Nutzen Sie auch die Möglichkeit, Beschwerden mit rezeptfrei erhältlichen Medikamenten selbst zu behandeln?

› Ja, ich kaufe dann aber ausschließlich Produkte, die anerkannt wirksam sind und mir anderweitig empfohlen wurden. **A** ☐

› Ja, aber bevor ich diese Möglichkeit nutze, greife ich erst mal auf altbewährte Hausmittel zurück. **B** ☐

› Ich bin da vorsichtig. Wenn ich rezeptfreie Medikamente einnehme, dann sowieso nur nach ärztlicher Rücksprache. **C** ☐

› Ganz selten, normalerweise gehe ich zum Arzt, wenn ich denke, dass eine Behandlung notwendig ist. **D** ☐

› Erst wenn ich denke, es geht gar nicht mehr ohne, gehe ich in die Apotheke und lasse mir etwas geben. **E** ☐

› Nein, bis jetzt bin ich auch ohne ganz gut ausgekommen. **F** ☐

8 Befolgen Sie grundsätzlich die Ratschläge, die Ihr Arzt Ihnen gibt?

› Bevor ich alles tue, was er mir sagt, informiere ich mich gründlich und hole im Zweifelsfall eine zweite ärztliche Meinung ein. **A** ☐

› Ich konsultiere grundsätzlich einen weiteren Arzt und warte dessen Einschätzung ab. **B** ☐

› Ja, sicher. Je schneller man handelt, desto besser! **C** ☐

› Natürlich, was soll ich denn sonst machen? **D** ☐

› Ich gehe nicht zum Arzt. **E** ☐

› Wenn ich schon mal zum Arzt gegangen bin, dann tue ich auch, was er sagt. **F** ☐

Auflösung

Zählen Sie, welchen Buchstaben Sie am häufigsten angekreuzt haben (A, B, C, D, E oder F) und suchen Sie den entsprechenden Reaktionstyp unten heraus.

A: Der Informierte

Die Informierten zeichnen sich durch eine hohe Gesundheitsorientierung aus. Überdurchschnittlich häufig und intensiv recherchieren sie Informationen zum Thema – entweder beim Arzt oder in der Apotheke, aber auch in Zeitschriften und im TV –, wobei insbesondere die Bereiche Früherkennung, Gesundheitsvorsorge und Ernährung von Interesse sind. Ärztliche Behandlungsvorschläge nehmen Informierte nicht einfach unkritisch hin, sondern hinterfragen diese und holen sich oft auch eine Zweitmeinung ein wie die des Apothekers, dessen persönliche Beratung sie besonders schätzen. Die Informierten setzen auf Vorsorge: Im Vordergrund stehen Bewegung und rezeptfreie, vorbeugende Medikamente sowie ärztliche Check-ups, Vorsorge- und Früherkennungsuntersuchungen, die regelmäßig in Anspruch genommen werden. Auch Selbstmedikation ist kein Tabu, solange das entsprechende Präparat anerkannt und bewährt ist.

TIPP Ihr Verhalten in Gesundheitsfragen ist wirklich vorbildlich! Achten Sie aber darauf, dass das Thema nicht zur Obsession wird: Sie wissen ja, dass Gelassenheit eines der obersten Gebote im Umgang mit der eigenen Gesundheit ist!

B: Der Souveräne

Die Souveränen nehmen ihre Gesundheit am liebsten selbst in die Hand. Behandlungsempfehlungen von Ärzten vertrauen sie grundsätzlich nicht blind und holen daher häufig eine zweite ärztliche Meinung ein. Wie die Informierten auch sind sie überdurchschnittlich interessiert an vielfältigen Informationen zum Thema Gesundheit, wobei ihnen vor allem das Internet als wichtige Informationsquelle dient.

Die Souveränen unterscheiden ihr Verhalten nach Art und Intensität ihrer gesundheitlichen Vorfälle: Bei entsprechenden Beschwerden konsultieren sie häufiger als andere Gruppen direkt den Facharzt. Bei leichteren Erkrankungen jedoch greifen sie erst einmal auf altbewährte Hausmittel oder rezeptfreie Medikamente zurück. Auch die Souveränen setzen auf Vorsorge: Sie versuchen, Ihre Gesundheit aktiv durch Vitaminpräparate oder Mineralstoffe positiv zu beeinflussen und treiben zudem sehr viel Sport.

TIPP Typisch Mann nehmen Sie die Dinge gerne selbst in die Hand. Das ist im Prinzip auch gut so und in jedem Fall besser als abzuwarten und Tee zu trinken. Überschätzen Sie aber bitte nicht Ihre Fähigkeiten hinsichtlich der Selbstdiagnose – überprüfen Sie genau, ob die Beschwerden anhalten oder sich verschlimmern. Überlassen Sie ruhig auch mal anderen die Kontrolle, z. B. indem Sie regelmäßig zur Vorsorge gehen.

C: Der Ängstliche

Die Ängstlichen setzen beim Thema Gesundheit voll auf Arzt und Apotheker: Ihr Vertrauen in medizinischen Expertenrat ist grenzenlos, ebenso wie ihr Bedarf an Informationen zum Thema Gesundheit. Diese beziehen sie vornehmlich über ihren Arzt oder Apotheker. Wenn der Körper zwickt, suchen sie meist direkt den Arzt auf: Ihr ganzes Vertrauen gilt der Schulmedizin. Zu Vorsorgeuntersuchungen gehen die Ängstlichen regelmäßig. Körperlichen Defiziten versuchen sie durch ärztlich empfohlene, vorbeugende Medikamente zu begegnen, nicht jedoch durch Sport. Auch rezeptfreie Medikamente zur Selbstmedikation beziehen sie in der Regel nur auf Empfehlung des Arztes. Grundsätzlich setzen sie sehr auf Altbewährtes und Bekanntes.

TIPP Öffnen Sie sich neuen Zugängen zur Gesundheit! Denn nicht nur der Arzt kann positiv auf Ihre Gesundheit einwirken, durch Ernährung und Sport können auch Sie selbst etwas tun. Versuchen Sie außerdem, Ihre Ängstlichkeit etwas abzulegen, denn ein verkrampfter Umgang mit der eigenen Gesundheit wirkt sich auf diese eher kontraproduktiv aus!

D: Der Bequeme

Die Bequemen kümmern sich in Sachen Gesundheit nur um das Nötigste. Vorsorge und Früherkennungsuntersuchungen erachten sie zwar als sinnvoll und nehmen ärztliche Check-ups mehr oder minder regelmäßig in Anspruch, darüber hinaus pflegen die Bequemen aber einen eher wenig eigenverantwortlichen Umgang mit ihrer Gesundheit.

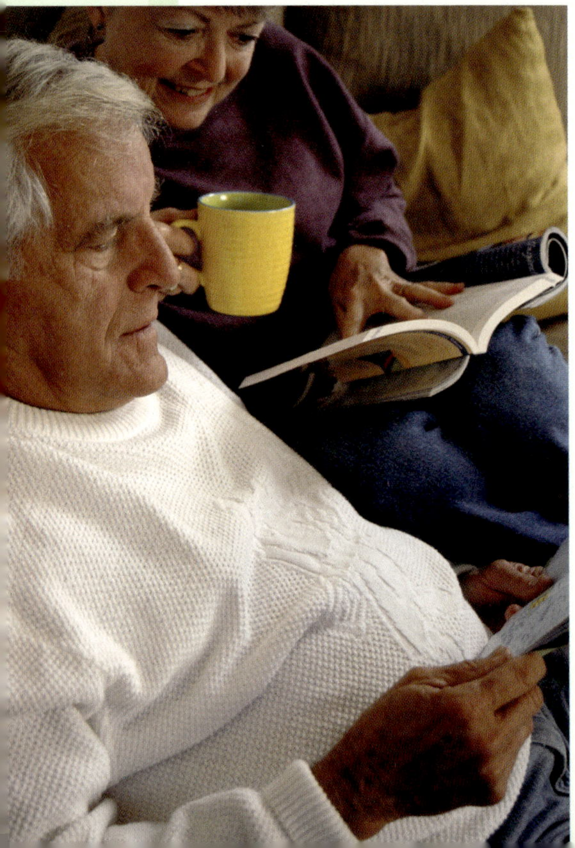

Bei körperlichen Beschwerden suchen sie in der Regel den Arzt auf, der dann alles Weitere veranlasst. Seine Behandlungsempfehlung hat sehr großes Gewicht, Selbstmedikation hat dementsprechend für diese Gruppe einen niedrigen Stellenwert. Auch das generelle Interesse an Informationen zu Gesundheitsthemen ist bei den Bequemen eher unterdurchschnittlich ausgeprägt – falls doch Informationsbedarf besteht, wird der Arzt konsultiert.

TIPP Übernehmen Sie wieder mehr Verantwortung für Ihre Gesundheit! Eigentlich wissen Sie nämlich ziemlich genau, was Ihnen guttut und sind nur zu faul, sich aktiv damit auseinanderzusetzen!

E: Der Nachlässige

Ihre generelle Gesundheitsorientierung fällt deutlich unterdurchschnittlich aus. Weder regelmäßige Check-ups noch Vorsorge- und Früherkennungsuntersuchungen werden von dieser Gruppe in Anspruch genommen. Arztbesuche werden aktiv vermieden und bei leichten körperlichen Beschwerden wird erst mal gar nichts unternommen. Verschlechtern sich diese, schwindet die Nachlässigkeit etwas und sie betreiben wenigstens Selbstmedikation – gerne lassen sich die Nachlässigen hierbei von einem Apotheker beraten.
Ein großer Teil der Nachlässigen ist sich aber bewusst, dass sie grundsätzlich mehr für Ihre Gesundheit tun sollten – wenngleich es oftmals bei den guten Vorsätzen bleibt. Informationen zu gesundheitsrelevanten Themen werden von den Nachlässigen eher zufällig als gezielt eingeholt: Beliebte Informationsquellen sind hier insbesondere Bekannte und Verwandte, aber auch das Internet.

TIPP Wachen Sie auf! Der fahrlässige Umgang, den Sie mit Ihrem Körper pflegen, kann schwerwiegende Folgen haben. Wie der Bequeme wissen auch Sie, was gut für Sie wäre: Überwinden Sie also Ihren inneren Schweinehund!

F: Der Desinteressierte

Die Desinteressierten schenken ihrer Gesundheit kaum Beachtung. Sie treiben eher unregelmäßig Sport und ernähren sich vergleichsweise unausgewogen. Nur in Akutfällen ist der Gang zum Arzt erste Handlungsoption, die jährliche Besuchshäufigkeit beim Haus- oder Facharzt fällt dementsprechend deutlich unterdurchschnittlich aus.
Die Desinteressierten haben – ihrer Typbezeichnung entsprechend – nur unterdurchschnittliches Interesse an Informationen zum Thema Gesundheit. Sollte doch einmal Informationsbedarf bestehen, dann konsultieren sie einen Arzt. Der geringe Stellenwert des Themas Gesundheit spiegelt sich auch in der Einstellung zur Selbstmedikation wider: Selbstmedikation sowohl als Selbsthilfe als auch zur Vorbeugung wird von den Desinteressierten stärker als von den anderen Typen abgelehnt.

TIPP Fangen Sie an, sich mehr für Ihre Gesundheit zu interessieren! Denn die aus Ihrem Desinteresse resultierende Unkenntnis des eigenen Körpers kann unangenehme Folgen haben. Versuchen Sie also zunächst, sich selbst besser kennenzulernen!

Test entwickelt basierend auf: www.gesundheitstypologie.de
© Copyright 2004 – 2006 – psychonomics AG.

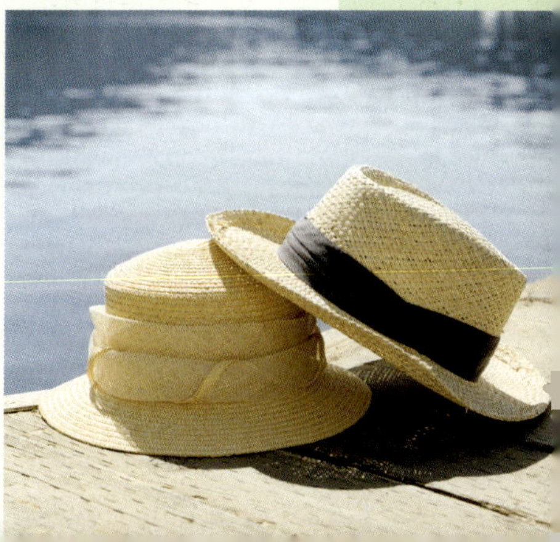

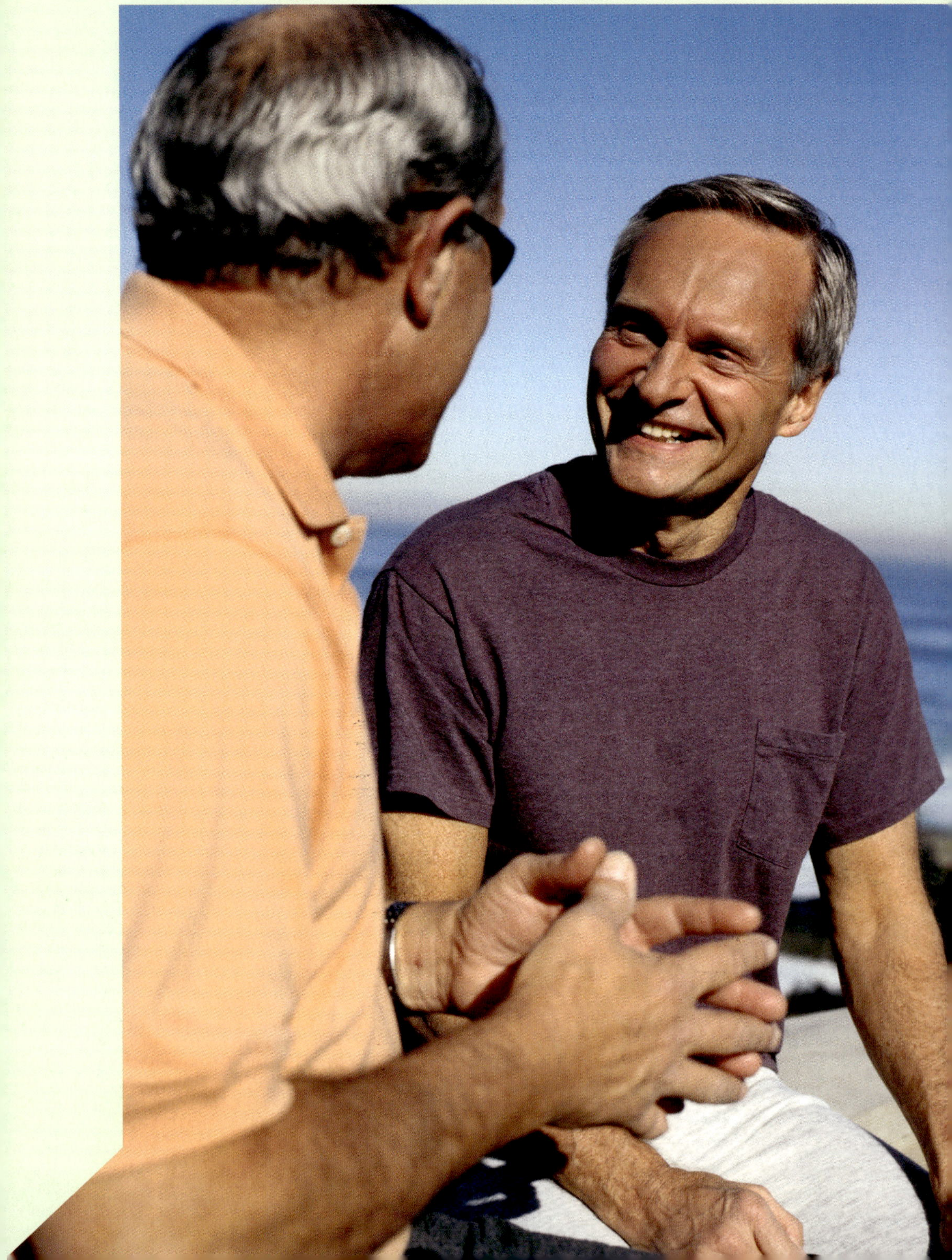

Runde 2: Körperintelligenz: Gesundheitsprobleme erkennen und lösen

Sollten Sie den Test am Ende des vorigen Kapitels mit neuer Erkenntnis absolviert haben: Glückwunsch! Damit haben Sie nämlich einen für die Lösung Ihrer gesundheitlichen Probleme entscheidenden Schritt getan – ganz egal, ob er Sie nun als Gesundheitsmuffel entlarvt hat oder Sie sich zur Gruppe der Informierten zählen dürfen. Allein die Tatsache, dass Sie sich mit sich selbst und Ihrem Körper auseinandergesetzt haben und nun wissen, wo Ihre Stärken und Schwächen liegen, ist bedeutsam.

Gesundheits-IQ: Der kluge Mann baut vor

Sie sind also dabei, Ihren Gesundheits-IQ zu steigern und sich für die Funktionsweisen Ihres Körpers zu sensibilisieren. Wenn Sie jetzt noch wissen, auf welche Symptome Sie achten müssen, sind Sie dazu noch in der Lage, richtig darauf zu reagieren. Ein Crashkurs in männlicher Anatomie wird Ihnen zu dem Know-how verhelfen, das Sie benötigen, um die organischen Zusammenhänge besser verstehen und die ersten Anzeichen richtig einordnen zu können.

Ein besonderes Augenmerk habe ich im Folgenden auf die gutartige Prostatavergrößerung und die verschiedenen Möglichkeiten ihrer Behandlung gelegt, aber es kommen auch alle weiteren Erkrankungen in diesem Umfeld zur Sprache. Schließlich will ich Sie auf den Besuch bei Ihrem Hausarzt oder Urologen gut vorbereiten und bei den anstehenden Untersuchungen begleiten. Stellen Sie ihm die richtigen Fragen und führen Sie somit ein effizientes Arzt-Patienten-Gespräch. Je konkreter und präziser Sie Ihre Situation schildern, desto zielgenauer kann der Fachmann seine Therapie ausrichten.

Einen hohen Gesundheits-IQ zu haben, das bedeutet aber nicht nur, schon erste Anzeichen einer Erkrankung ernst zu nehmen, die richtige medizinische Therapie zu wählen, sondern auch selbst so viel wie möglich zu seiner Gesundheit beizutragen. Sie können mehr tun, als Sie denken – und mit weniger Aufwand. Von Sport bis zur Ernährung reicht die Palette der Möglichkeiten. In Runde 3 erfahren Sie mehr dazu. Denn so, wie Sie sich im Beruf intellektuelle Höchstleistungen abverlangen, sollten Sie sich auch im Bereich Gesundheit fordern.

Auch kritisches Hinterfragen gehört dazu, denn es ist nicht immer leicht, sich als Laie durch den medizinischen Meinungsdschungel durchzufinden. Selbst von Fachleuten wird nicht selten kontrovers diskutiert, welche Maßnahmen nach einer bestimmten Diagnose notwendig sind. Um eine fundierte Entscheidung für sich zu treffen, sollte es darum auch Ihr Ziel sein, ein Vertrauensverhältnis zu Ihrem Arzt aufzu-

Check-up!
Wussten Sie, dass Ihre Krankenkasse Ihnen einmal jährlich eine kostenlose Vorsorgeuntersuchung ermöglicht? Ab dem 45. Lebensjahr haben alle Männer gesetzlichen Anspruch auf eine Untersuchung zur Krebsfrüherkennung. Dabei werden Haut, Hoden, Enddarm und Prostata auf Herz und Nieren geprüft.
Machen Sie Gebrauch davon! Denn bei dieser Untersuchung können nicht nur Krebserkrankungen diagnostiziert werden, sondern auch eine beginnende BPH!

News aus der Forschung!
In etlichen Doppelblindstudien konnte nachgewiesen werden, dass Extraktkombinationen aus Sabal und Urtica genauso wirksam und sicher wie chemische Substanzen sein können. Sie brauchen nur länger, um wirken zu können – etwa drei Monate –, weisen aber deutlich weniger Nebenwirkungen auf und sind auch, was die Therapiekosten angeht, interessant.

bauen, damit Sie ganz sicher sein können. Das ist die beste Basis für das richtige Vorgehen. Auf dieser Grundlage wird es möglich, wirklich hinter den geplanten Maßnahmen zu stehen, um die Therapie bewusst und konsequent durchzuführen.

Wenn Sie selbst nachvollziehen können, worauf eine Vorgehensweise basiert, werden Sie automatisch die notwendigen Schritte tun. Eine einfache, aber immer wieder zutreffende Weisheit. Ich wünsche mir, dass es mir mit diesem Buch gelingt, Sie von der richtigen Therapie zu überzeugen. Denn meiner Meinung nach ist es sehr sinnvoll, mit einer sanften, aber kontinuierlichen Behandlung schon im frühen Stadium zu beginnen, um den Krankheitsverlauf zu stoppen oder auch nur erfolgreich zu verzögern. Damit Sie wieder gelassen im Kino in der Loge sitzen können und sich um mögliche Folgekrankheiten keine Sorgen machen müssen.

Unter der Gürtellinie: Grundkurs männliche Anatomie

Wer sich mit der Benignen Prostatahyperplasie beschäftigt – weil bereits Beschwerden bestehen, die auf dieses Krankheitsbild hindeuten, oder weil er dem Entstehen der BPH vorbeugen möchte – der muss bestimmte Dinge wissen. Mit zu viel Fachchinesisch und Wissen möchte ich Sie zwar nicht belasten, Ihnen aber doch die notwendigen Grundlagen nahe bringen.

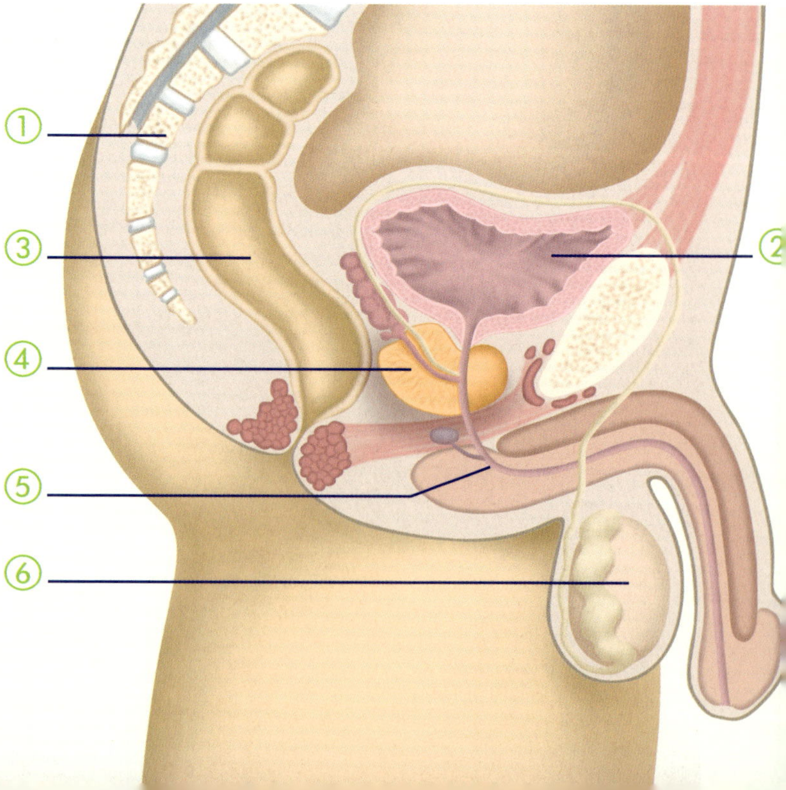

Die Lage der Prostata
1: Wirbelsäule;
2: Harnblase;
3: Darm;
4: Prostata;
5: Harnröhre;
6: Hoden

Lageplan: Die Prostata und ihre Umgebung

Der menschliche Körper ist ein Wunderwerk, ein einzigartiges Zusammenspiel verschiedenster Vorgänge. Auch die Prostata darf daher nicht isoliert betrachtet, sondern muss als wesentlicher Teil des männlichen Urogenitaltrakts angesehen werden. Dieser lässt sich unterteilen in das Ausscheidungssystem, das aus Nieren, Harnleitern, Blase und Harnröhre besteht, und die Geschlechtsorgane, zu denen die Hoden und Nebenhoden, Samenleiter und Samenbläschen sowie der Penis und die Prostata zählen. Summa summarum: Es sind also zehn Organe, die hier eine entscheidende Rolle übernehmen.

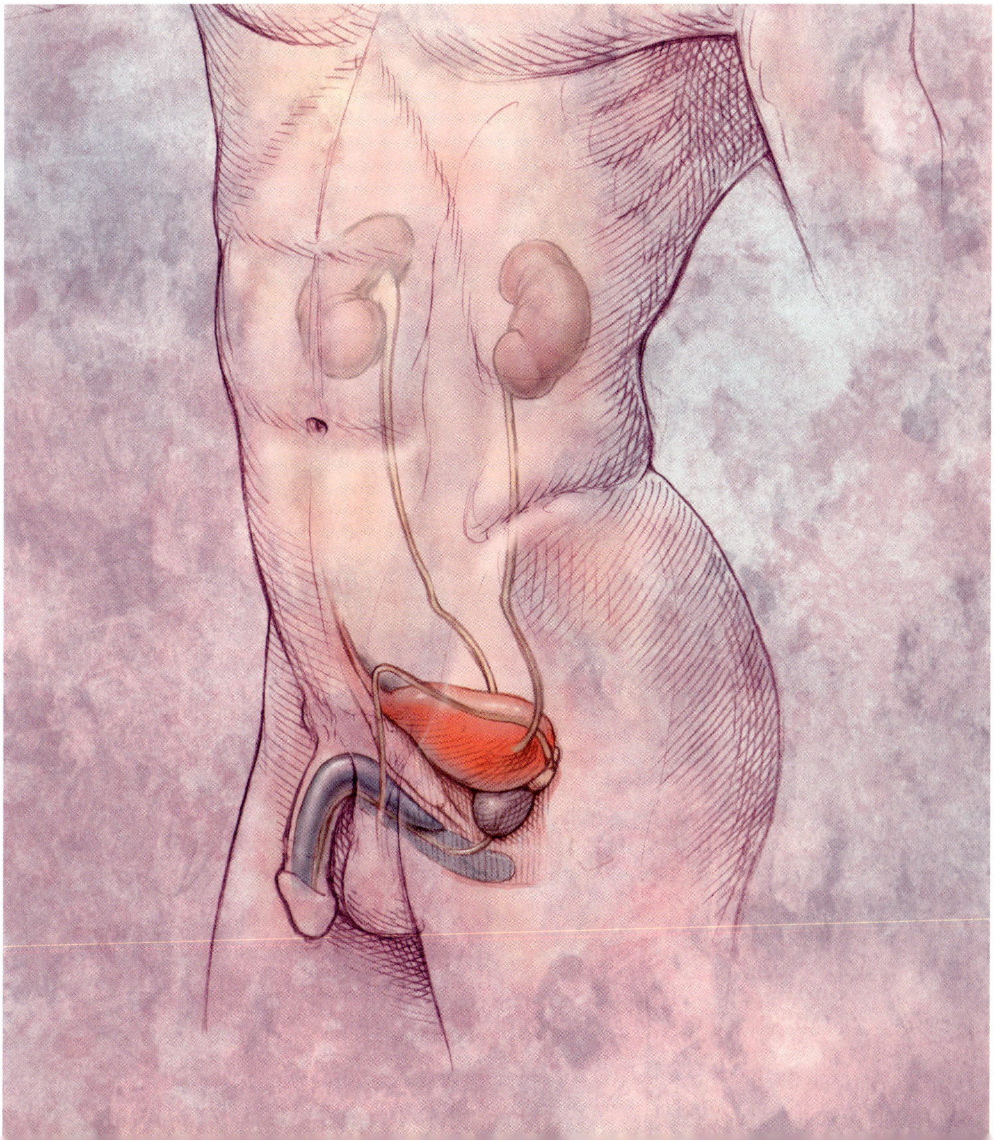

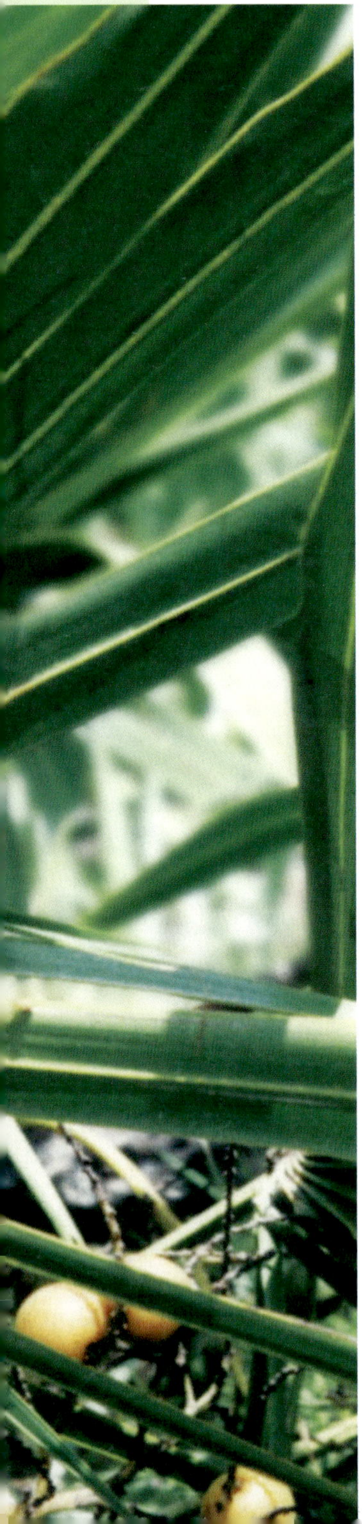

› Niere

Die Nieren befinden sich zu beiden Seiten der Wirbelsäule hinter der Bauchhöhle oberhalb der Hüften. Sie sind bohnenförmig, 10–12 cm lang und 120–180 g schwer, wobei die linke Niere meist etwas größer ist als die rechte, deren kleinere Größe durch den Platzbedarf der Leber bedingt ist. Sie spielen eine wichtige Rolle bei der Ausscheidung von Stoffwechselprodukten und Giftstoffen. Diese werden aus dem Blut gefiltert und mit dem Harn ausgeschieden.

› Harnleiter

Die Harnleiter sind etwa 25–30 cm lang und haben einen Durchmesser von 4–7 mm. Vom Nierenbecken führen sie hinab zur Blase. Sie sind mit Schleimhaut ausgekleidet, bestehen ansonsten aber aus Muskelgewebe, das es ihnen durch Kontraktion ermöglicht, den Harn von den Nieren zur Blase zu transportieren.

› Blase

Die Blase, welche ganz aus Muskelgewebe besteht, liegt im kleinen Becken. Ihre Form und ihre Größe sind nicht festgelegt, sondern hängen davon ab, wie viel Urin sich in ihr befindet. Bis zu 1,5 l kann sie fassen, aber im Normalfall verursacht schon eine Menge von 250–500 ml Harndrang. Über die Harnleiter nimmt sie den Urin von den Nieren auf und sorgt in regelmäßigen Abständen für dessen Ausscheidung.

› Harnröhre

Die Harnröhre des Mannes ist etwa 20–25 cm lang, beim Wasserlassen erweitert sie sich auf 8 mm Durchmesser. Beim Gang zur Toilette leitet sie den Harn von der Blase nach außen, fungiert aber auch als Transportweg des Spermas bei der Ejakulation.

› Hoden

Ihrer Form und Größe nach ähneln die beiden Hoden einer Pflaume und wiegen jeweils etwa 30 g. Sie befinden sich, von einer schützenden Bindegewebsschicht umgeben, im Hodensack. In den Hoden werden die Spermien produziert.

› Nebenhoden

Die Nebenhoden befinden sich oberhalb und hinter den Hoden, wo sie auch mit diesen verwachsen sind. Sie bestehen aus zahlreichen gewundenen Samenkanälchen, in denen die Spermien ausreifen und gespeichert werden.

› Samenleiter

Die Samenleiter sind jeweils etwa 50 cm lang und bestehen aus Muskelgewebe. Sie führen von den Nebenhoden zur Prostata und dienen zum Transport des Spermas. Auf diesem Weg gelangen die Samenzellen beim Orgasmus zur Prostata, wo sie mit Sekret vermischt werden.

- Samenbläschen
  Die Samenbläschen befinden sich seitlich neben den Samenleitern. Es sind zwei stark gewundene Muskelschläuche von 4 – 5 cm Länge und einem Durchmesser von etwa 1 cm. Sie stellen ein fruktosehaltiges Sekret her, das bei der Ejakulation dem Sperma beigemischt wird und ihm Energie verleiht.

- Penis
  Der Penis lässt sich in drei Abschnitte unterteilen: Er beginnt mit der Peniswurzel, setzt sich mit dem Penisschaft fort und endet mit der von der schützenden Vorhaut umgebenen Eichel. Über die Penisgröße lässt sich nichts Allgemeingültiges sagen, sie beträgt zwischen 7,5 und 15 cm; bei der Erektion nimmt sie um etwa 5 cm zu. In seinem Innern befinden sich drei Schwellkörper, zwei Penisschwellkörper und ein Harnröhrenschwellkörper, die sich bei sexueller Erregung mit Blut füllen. Durch den Harnröhrenschwellkörper verläuft die Harnröhre, durch die beim Orgasmus das Sperma ausgestoßen wird.

Nahaufnahme: die Vorsteherdrüse im Detail

Die Prostata zählt neben den Hoden, Nebenhoden und den Samenleitern zu den sogenannten primären, inneren Geschlechtsorganen. Sie besteht aus Bindegewebe, Muskeln und Drüsenzellen. Sie sondert beim Samenerguss ein Sekret ab, dessen Produktion durch das Hormon Testosteron gesteuert wird.

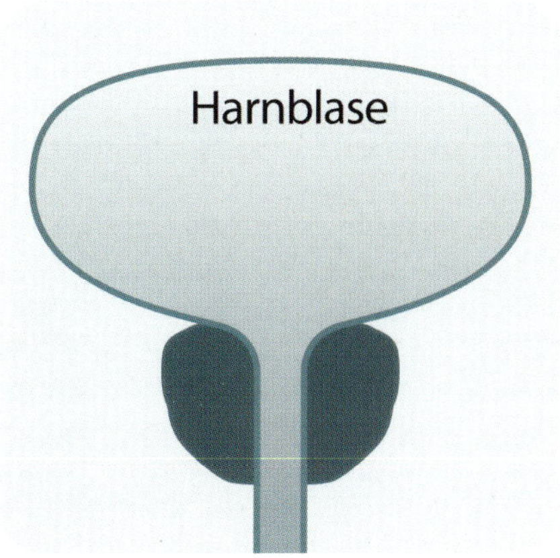

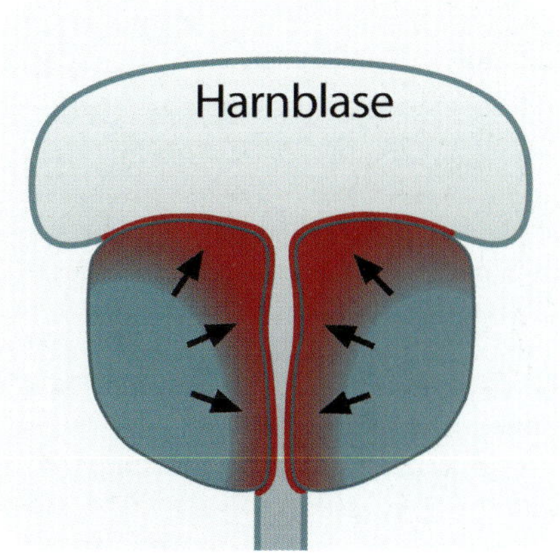

› Aufbau und Lage

Die Prostata ist 17–28 g schwer und hat einen Durchmesser von rund 3,5 cm, in Form und Größe ähnelt sie einer Kastanie, in ihrer gummiartigen Konsistenz unterscheidet sie sich aber von dieser eher harten Frucht. Da es sich bei der Prostata um eine Geschlechtsdrüse handelt, erreicht sie erst unter dem Einfluss des Sexualhormons Testosteron in der Pubertät ihre volle Größe. Bei einem neugeborenen Jungen ist sie lediglich erbsengroß. Sie liegt unterhalb der Blase an deren Ausgang und umschließt ringförmig den ersten Teil der Harnröhre, der daher auch als prostatische Harnröhre bezeichnet wird. Der Name »Prostata« ist vom lateinischen Verb »prostare« abgeleitet, was so viel wie »vorstehen« bedeutet. Anatomisch gesehen befindet sie sich nämlich vor der Blase. Im Deutschen nennt man sie daher auch »Vorsteherdrüse«. Sie als Drüse zu bezeichnen, ist aber eigentlich nicht ganz richtig, denn neben dem Drüsengewebe besteht sie auch aus Bindegewebe und Muskelfasern und wird umhüllt von einer festen, bindegewebigen Kapsel. Im Durchschnitt enthält die Prostata trotzdem noch etwa 30–50 einzelne Drüsen, die ein Sekret bilden. Diese enden in etwa 15–30 Drüsenöffnungen, die in die Harnröhre führen. So wird es ihnen ermöglicht, ihr Sekret dorthin abzugeben. Der Samenleiter mündet in die Prostata, sodass bei der Ejakulation die Spermien aus den Nebenhoden zusammen mit dem von den Samenbläschen und das von der Prostata produzierte Sekret in die Harnröhre abgesondert werden. An ihrem oberen Rand befindet sich außerdem der innere, am unteren der die Harnröhre umgebende äußere Schließmuskel.

› Funktion

Die Prostata hat wesentliche Aufgaben: Zum einen produzieren die in ihr befindlichen Drüsen durch Hormone gesteuert ein Sekret, welches dem Sperma beigemischt wird und für die Befruchtung von entscheidender Bedeutung ist. Es ernährt die Spermien, stimuliert deren Beweglichkeit und neutralisiert das für die Samenzellen ungünstige saure Milieu in der Scheide der Frau. Die zweite wesentliche Funktion der Prostata ist die Beschleunigung des Spermas bei der Ejakulation: Die Muskeln der Prostata ziehen sich zusammen und sorgen so für den ruckartigen Ausstoß der Samenflüssigkeit beim Orgasmus. Schließlich verhindert die Kontraktion des Muskelgewebes auch, dass Sperma in die Blase zurückfließt, was aufgrund der Tatsache, dass Sperma und Urin auf demselben Weg, nämlich über die Harnröhre, ausgeschieden werden, durchaus möglich ist. In der Harnröhre verbliebene Urinreste werden dann von der Prostata neutralisiert. Die Prostata gibt auch Eiweißstoffe in die Blutbahn ab, die bei einer Laboruntersuchung nachgewiesen werden und viele Prostataerkrankungen anzeigen können (z. B. mit Hilfe des PSA-Tests, vgl. S. 39).

Von Kastanien zu Orangen: die Prostata und ihre Erkrankungen

Was geschieht also, wenn dieses wunderbare Gefüge in Unordnung gerät? Wenn wie bei mehr als 75 Prozent der Männer zwischen 60 und 69 eine BPH entsteht? Bei Ihnen passiert das vielleicht später, aber möglicherweise auch früher. Schließlich findet man entsprechende Prostataveränderungen bei zirka 50 Prozent der 50-Jährigen und sogar 10 Prozent der 30-Jährigen.

Worin sind die Ursachen dafür zu sehen? Und gibt es so etwas wie einen typischen Krankheitsverlauf? Allerdings: Die gutartige Vergrößerung der Prostata ist nicht die einzige Krankheit, von der die Vorsteherdrüse betroffen sein kann. Es gibt noch einige andere, die zunächst mit ganz ähnlichen Symptomen einhergehen, aber davon genau zu unterscheiden sind. Und was ist mit den möglichen Folgeerkrankungen?

»Benigne Prostata – was . . .?« – BPH für Anfänger

Die Benigne Prostatahyperplasie ist die weitaus häufigste Erkrankung der Prostata. Der Anteil der Erkrankten steigt mit zunehmendem Alter stetig an: Bei den über 80-Jährigen leiden schon neun von zehn Männern an der BPH. Trotzdem wissen die Wenigsten, was diese Diagnose wirklich bedeutet.

Was steckt also hinter dem Begriff »Benigne Prostatahyperplasie« oder der Altmännerkrankheit, wie man früher sagte? Erst einmal nichts anderes als das Phänomen der »gutartigen Prostatavergrößerung«. Die deutsche Bezeichnung der Krankheit macht auch direkt deutlich, worauf es im Wesentlichen ankommt, und gleich wird die Hauptursache der Beschwerden besonders klar, wenn man die anatomische Lage der Prostata bedenkt: Da sie ringförmig den direkt unterhalb der Blase befindlichen Teil der Harnröhre umschließt, führt ihre Ausdehnung, welche die Ausbreitung des Drüsengewebes nicht nur nach außen, sondern auch nach innen zur Folge hat, zur Verengung der Harnröhre und damit erst einmal zu Beschwerden beim Wasserlassen. Das ist das erste wichtige Symptom.

Die Verengung der Harnröhre zählt zu den mechanisch verursachten Beschwerden der BPH. Sie hat daneben aber auch funktionelle bzw. dynamische Auswirkungen, denn bei der gutartigen Prostatavergrößerung nimmt nicht nur die Zahl der Drüsen zu, sondern auch die Anzahl der sogenannten alpha-Adrenorezeptoren wächst, welche gleichzeitig auch empfindlicher werden. Dabei handelt es sich um Nervenfasern, die den von der glatten Muskulatur der Prostata und des Blasenhalses ausgehenden Druck steuern. Wenn nun die Zahl und Sensibilität dieser Nervenfasern zunimmt, erhöht das den Widerstand der Harnröhre, was wiederum zu Beschwerden beim Wasserlassen, genauer gesagt zu

Mit anderen Worten

Im »Grundkurs männliche Anatomie« haben Sie ja erfahren, dass die gesunde Prostata Form und Größe einer Kastanie hat. Die gutartig vergrößerte Prostata ließe sich nun mit einer anderen Frucht, einer Orange, vergleichen. Dieser Vergleich ist insofern zutreffend, als die durch BPH vergrößerte Prostata nicht nur der Größe, sondern auch ihrer Struktur nach der Zitrusfrucht gleicht. Das wuchernde Drüsengewebe ist dabei das Fruchtfleisch. Das übrige Prostatagewebe wird vom »Fruchtfleisch« nach außen gedrängt und stellt somit die dicke Schale der Orange dar. Die Zellwucherungen bei der gutartigen Prostatavergrößerung entstehen nämlich vorwiegend im inneren Bereich des Organs, um die Harnröhre herum, was einen Großteil der Beschwerden verursacht. Es gibt aber auch andere Fälle: Männer, bei denen das Prostatagewebe ausschließlich nach außen wuchert, haben Glück – sie spüren trotz BPH oft keinerlei Beschwerden.

Erste-Hilfe-Tipp: Wie Sie den Harndrang sofort lindern können!
Beugen Sie einfach Ihren Oberkörper soweit wie möglich Richtung Knie. Der Druck im Bauchraum wird so in die entgegengesetzte Richtung gelenkt und besser verteilt. Diese Übung kann man jederzeit unauffällig machen, weil es so aussieht, als binde man sich die Schuhe zu.

Quelle: Sökeland, Angelika und Jürgen: Mythos Prostata. Natürliche Hilfe bei unnatürlichem Harndrang. Frankfurt am Main 2005

News aus der Forschung!
Unter Fachleuten ist umstritten, ob die Einteilung in Stadien, so wie sie oben vorgenommen wurde, sinnvoll ist. Einige strikte plädieren dafür, bereits das Frühstadium vor Auftreten der ersten Beschwerden, in dem aber schon eine Vergrößerung der Prostata vorliegt, als Stadium I zu klassifizieren. Da diesbezüglich Uneinigkeit herrscht, existieren auch unterschiedliche Einteilungen in Krankheitsstadien. Das kann Verwirrung stiften, wenn der Schweregrad der Krankheit bestimmt werden soll. Sprechen Sie mit Ihrem Arzt darüber.

Abflussbehinderungen des Harns, führt. Dadurch kann es auf Dauer zu einer Reizung der Harnröhre und zur Verdickung der Blasenwandmuskulatur kommen.

Je nachdem, wie weit die Krankheit fortgeschritten ist, unterscheidet man bei der Benignen Prostatahyperplasie drei Stadien:

› Stadium I
In diesem Stadium, das auch als Reizstadium bezeichnet wird, treten die ersten Beschwerden beim Wasserlassen auf: Dazu gehören häufigerer, zunehmend auch nächtlicher Harndrang sowie ein verzögert einsetzender und abgeschwächter Harnstrahl mit Nachtröpfeln. Nur durch zusätzliches Pressen kann die Blase ganz entleert werden. Es verbleibt kein restlicher Harn in der Blase.

› Stadium II
Das zweite Stadium der BPH wird auch Restharnstadium genannt. Die Symptome des ersten Stadiums verstärken sich und es kommt zur Bildung von Restharn, was mit dem Gefühl, die Blase nicht richtig entleeren zu können, einhergeht. Die Blasenmuskulatur verstärkt sich und auch durch Pressen kann die Blase nicht mehr vollständig entleert werden. Die Gefahr, dass es zu einer Harnwegsinfektion kommt, wächst.

› Stadium III
Hier spricht man auch vom Rückstauungs- oder Dekompensationsstadium. Es kommt zur Bildung großer Mengen Restharns, was dessen Rückstau in die Harnleiter bzw. bis in die Nieren zur Folge hat. Noch mehr Restharn verbleibt in der Blase, sie wird überdehnt und kann sich nicht mehr kontrahieren. Da die Nieren weiter Urin produzieren, kommt es zum Überlaufen. Harn geht unfreiwillig ab. In schweren Fällen ist eine komplette Harnverhaltung festzustellen. Harn staut sich im Harnleiter hinauf bis zu den Nieren. Stoffe, die über die Nieren mit dem Harn ausgeschieden werden müssen, bleiben im Körper. Das Blut kann nicht mehr ausreichend gereinigt werden. Nierenversagen oder Harnvergiftung sind mögliche Folgen.

Aber warum kommt es überhaupt zur Vergrößerung der Prostata? Die Antwort hierauf ist schlicht und ergreifend: Man weiß es bislang nicht genau. Und das, obwohl die BPH sehr gut erforscht ist. Schließlich ist sie ein weit verbreitetes Phänomen, was das wissenschaftliche Engagement in dieser Sache natürlich unterstützt. Es gibt lediglich Vermutungen zur Entstehung der BPH, aber welche Faktoren nun letztendlich verantwortlich sind, ist bis heute nicht endgültig geklärt:

› Zum einen glaubt man, dass Sexualhormone, wie das Testosteron und das Dihydro-Testosteron, eine entscheidende Rolle spielen.

Denn mit zunehmendem Alter sinkt beim Mann der Testosteronspiegel, was ein verändertes Verhältnis von männlichem Sexualhormon – Testosteron – zu weiblichem – Östrogen – zur Folge hat. Wenn dieses nun durch Abnahme des Testosterons zu sehr überhand nimmt, kann das eine Ursache für die Vermehrung der Drüsenzellen sein. Wie man die Testosteronbildung durch Muskelaufbau und Ernährung anregen kann, dazu mehr in Runde 3 (vgl. S. 61 f.).

- Außerdem führt das infolge der Hormonumstellung in den »Wechseljahren« gestörte Gleichgewicht von Östrogen und Testosteron zu einem vermehrten Abbau von Testosteron in Dihydro-Testosteron, was wiederum die Bildung von Andostrandiol bewirkt. Diesem wird in der Regel eine wachstumsfördernde Wirkung auf die Prostata nachgesagt.

- Andere Theorien gehen von einem überschießenden Wachstum von Stammzellen mit vermehrter Produktion von Bindegewebs- und Einzelzellen in der Prostata aus. Darüber hinaus wird in der Forschung darüber diskutiert, ob die Lebensdauer der Prostatazellen gegenüber gesundem Gewebe somit verlängert wird.

- Schließlich scheint auch noch die Ernährung auf das Entstehen der gutartigen Prostatavergrößerung Einfluss zu nehmen: Untersuchungen haben gezeigt, dass beispielsweise Asiaten und Schwarzafrikaner, deren Ernährung sehr viel fettärmer als hierzulande üblich ist, viel seltener an BPH leiden als Mitteleuropäer. Mehr dazu später (vgl. S. 63).

Nur das ist wichtig!

Die Erläuterungen der möglichen Ursachen sollen Sie nicht verwirren. Behalten Sie nur eines im Sinn: Sicher ist, dass die Prostatavergrößerung nicht auf eine einzelne Veränderung im Organismus oder im Stoffwechsel des Mannes zurückzuführen ist. Und diese Tatsache ist sehr wichtig für Ihre Therapie. Denn das optimale Zusammenspiel verschiedener Maßnahmen ist entscheidend. Deshalb ist eine breit gefächerte Therapie kombiniert mit Selbsthilfemaßnahmen ideal und im frühen und mittleren Stadium sinnvoller als die medikamentöse Behandlung mit einem einzelnen Wirkstoff.

News aus der Forschung!
Forscher der Universität Hannover haben einen neuen Urintest zur Früherkennung von Prostatakrebs entwickelt.
Mit der neuen Methode lassen sich krankheitsspezifisch veränderte Eiweißmuster erkennen.
Er soll genauer sein als der PSA-Bluttest.
In einer ersten Studie, die an 81 Probanden durchgeführt wurde, konnte der Krebs in 81 Prozent der Fälle richtig erkannt werden.

Von Entzündung bis Krebs: andere Prostataerkrankungen im Überblick

Das Tückische ist: Die anderen häufigsten Prostataerkrankungen neben der BPH – die verschiedenen Formen der Prostataentzündung und der Prostatakrebs – können zunächst mit ähnlichen Symptomen einhergehen. Genauso wie die abakterielle Prostatopathie. Es kommen jedoch immer auch andere besonders charakteristische Symptome hinzu, die es dem Fachmann in der Regel erlauben, die Krankheit zuverlässig zu bestimmen.

› Prostataentzündung

Da die akute Prostataentzündung ein Anschwellen der Prostata zur Folge hat, kommt es – wie auch bei der BPH – zu Beschwerden beim Wasserlassen: zu häufigerem Harndrang mit stockendem und schwächerem Harnstrahl, wobei geringere Mengen Urin als sonst ausgeschieden werden. Darüber hinaus äußert sich eine Prostatitis in Schmerzen im Dammbereich und beim Stuhlgang sowie durch wässrigen, eitrigen oder auch blutigen Ausfluss aus der Harnröhre. Außerdem können die üblichen Begleiterscheinungen einer entzündlichen Erkrankung wie Fieber, Schüttelfrost, Gliederschmerzen etc. auftreten. Einer der Auslöser für eine Entzündung der Prostata kann eine Unterkühlung des Unterleibs einige Tage zuvor sein, etwa durch Sitzen auf einer kalten Unterlage.

Verursacht wird die Prostatitis durch Bakterien: In der Mehrzahl der Fälle sind sexuell aktive jüngere Männer zwischen 20 und 40 davon betroffen. Neben einer Behandlung mit Antibiotika ist bei Verstopfung eine Regulierung des Stuhlgangs zu empfehlen. Schmerzmittel können die Beschwerden lindern.

Aus der akuten Prostatitis kann auch eine chronische werden. Diese Form kann sich sowohl aufgrund einer bakteriellen Entzündung der Harnröhre als auch der Prostata entwickeln, häufig spielen Bakterien bei der chronischen Prostatitis aber auch gar keine Rolle (vgl. S. 39, Prostatopathie).

Die chronische Prostatitis ist weit häufiger als die akute Form. Spannungs-, Druck- und Kältegefühle im Damm-, Hoden- und Leistenbereich, Brennen beim Wasserlassen, leichte Schmerzen im Unterleib und in den Hoden sind erste Anzeichen. Diese Symptome sind zwar unangenehm, oft jedoch kaum schmerzhaft, sodass viele Männer den Arztbesuch zu lange hinauszögern. Die ständigen leichten Schmerzen können auch das Sexualleben negativ beeinflussen – bis hin zu anhaltender Abstinenz. Gelegentlich findet sich sogar Blut im Sperma. Schüttelfrost und Fieber deuten auf eine akute Verschlimmerung der Prostatitis hin.

Behandelt wird die chronische Prostatitis genau wie die akute, meist mit Hilfe von Antibiotika, beruhigenden, durchblutungsfördernden pflanzlichen Mitteln sowie unter Umständen mit krampflösenden Medikamenten.

› Prostatopathie
Unter diesem Begriff werden heute zwei unterschiedliche Krankheitsbilder zusammengefasst: die chronische abakterielle Prostatitis und das chronische Schmerzsyndrom des Beckens. Die Symptome sind dieselben wie bei der bakteriellen Form, aber es können keine Krankheitserreger nachgewiesen werden. Es handelt sich häufig um ein psychosomatisches Krankheitsbild.

Entspannungsübungen, Bäder, pflanzliche Heilmittel sowie eine Psychotherapie bilden die Grundlage der Therapie.

› Prostatakrebs
Die Tastuntersuchung der Prostata – die bei der Vorsorgeuntersuchung zur Krebsfrüherkennung durchgeführt wird – kann erstmalig offenlegen, ob es sich eventuell um einen bösartigen Tumor handelt. Die Früherkennung ist umso wichtiger, als Prostatakrebs nur dann dauerhaft heilbar ist, wenn er im frühen Stadium entdeckt wird.

Neben der digitalen rektalen Untersuchung (DRU) stehen hierzu die Bestimmung des prostataspezifischen Antigens (PSA) sowie die Untersuchung mittels transrektalem Ultraschall (TRUS) zur Verfügung. Bei auffälligen Befunden kann mit Hilfe einer Gewebeentnahme (Biopsie) geklärt werden, ob ein Krebs vorliegt. Vom Prostatakrebs sind häufiger ältere Männer – meist erst ab 65 aufwärts – betroffen. Als Auslöser werden erbliche und hormonelle, aber auch Ernährungs- und Umweltfaktoren sowie Genussgifte wie Alkohol und Nikotin angegeben.

Bei der Behandlung stehen Strahlen-, Hormon- und Chemotherapie sowie die operative Entfernung der Prostata zur Verfügung. Durch die verbesserte Früherkennung kann heute der größte Teil der Männer, der an Prostatakrebs leidet, geheilt werden.

Das können Sie tun!
Hygiene ist nicht nur im Zusammenhang mit Prostataerkrankungen ein wichtiges Thema und einfach unerlässlich! Da einige Erkrankungen des Unterleibs von Bakterien übertragen werden, sollte eine sorgfältige, tägliche Reinigung des Intimbereichs – ohne durch Übertreibung die Schleimhäute zu schädigen – eine Selbstverständlichkeit sein.

Schon gewusst?

PSA (Prostataspezifisches Antigen) ist ein Eiweißstoff, der von der Prostata produziert wird. Ein erhöhter PSA-Wert im Blut deutet auf eine Krebserkrankung der Prostata hin. Auch eine gutartige Prostatavergrößerung, eine Entzündung oder Infektion der Prostata können zu erhöhten Werten führen. Er ist also kein spezifischer Krebsmarker für die Prostata, sollte aber trotzdem auch im Rahmen der jährlichen Prostatakrebsvorsorge regelmäßig bestimmt werden.

Das kann ein Nachspiel haben: mögliche Folgeerkrankungen

Wird die gutartige Prostatavergrößerung nicht rechtzeitig behandelt, kann es zu schwerwiegenden Folgeerkrankungen kommen. Das muss ich Ihnen immer wieder bewusst machen. Denn noch viel zu oft wird die Klassifikation »gutartig« bei der BPH als Rechtfertigung für erst mal nichts tun angesehen! Gutartig ist aber eben nicht gleichbedeutend mit harmlos.

› Entzündungen im Urogenitalsystem: Blasen-, Nierenbecken- und Nierenentzündung
Der infolge der Vergrößerung der Prostata in der Blase verbleibende Restharn bildet einen idealen Nährboden für Bakterien, woraus leicht eine Entzündung entstehen kann. Zunächst ist meist nur die Blase betroffen, die Entzündung kann aber aufsteigen und auf Nierenbecken und Nieren übergreifen. Neben vermehrtem Harndrang, Schmerzen und Brennen beim Wasserlassen kommen dann noch Kreuzschmerzen, Fieber und Schüttelfrost sowie trüber und blutiger Urin hinzu.

› Harninkontinenz
Die starke Verdickung und Überdehnung der Blase infolge der BPH führt dazu, dass diese den Urin nicht mehr richtig entleeren kann und der Blasenmuskel seine Funktion verliert. Damit kann der Schließmuskel dem großen Druck, der von der gefüllten Blase ausgeht, nicht mehr standhalten. Im Endstadium geht Urin unwillkürlich ab bzw. es tröpfelt kontinuierlich etwas Urin nach.

› Harnvergiftung
Die Harnvergiftung ist Symptom eines fortschreitenden Nierenversagens und kommt heutzutage nur noch selten vor. Durch den chronischen Rückstau von Urin kommt es zur Schädigung der Nieren, sodass diese nicht mehr in der Lage sind, ihre Aufgabe – das Ausfiltern ausscheidungspflichtiger Stoffe wie Harnsäure und Harnstoff aus dem Blut – zu erfüllen. Dadurch verbleiben die Abbau- und Giftstoffe im Blut und schädigen den gesamten Organismus. Infolge der Harnvergiftung kommt es zu Blutarmut, Übelkeit, Erbrechen und Durchfall, schlimmstenfalls droht ein sogenanntes urämisches Koma mit Bewusstlosigkeit. Als Therapie bleibt nur die Dialyse, also die Blutwäsche mithilfe der künstlichen Niere.

› Balkenblase
Die Balken- oder auch Trabekelblase kann infolge der chronischen Überanstrengung der Blasenmuskulatur entstehen. Dabei vergrößert sich die innere Muskelschicht der Blase allmählich, die Muskeln springen balkenartig unter der dünnen Schleimhaut ins Innere der

Blase hervor. So entstehen zwischen den Muskeln kleine Mulden, deren Wände sich aufgrund des hohen Drucks im Blaseninneren zu den sogenannten Pseudodivertikeln ausstülpen können.

Mit dem Arzt im Gespräch

Der Gang zum Arzt wird gerade von Männern als unangenehm empfunden. Und das aus den unterschiedlichsten Gründen. Dabei ist es völlig egal, ob sie konkrete Hinweise haben, dass sie krank sind oder nur einen Check-up wünschen, um sicher zu sein, dass alles in Ordnung ist. Die Untersuchung durch den Arzt ist für viele ein Eingriff in ihre Intimsphäre: Nicht nur die körperliche Untersuchung wird als solche empfunden, auch gegenüber den Fragen, die der Arzt stellt, entwickelt sich bei manchen automatisch eine innere Abwehr. Natürlich spielen auch Gefühle von Hilflosigkeit und Ausgeliefertsein eine Rolle, wenn man in der Sprechstunde sitzt. Unverständliche medizinische Fachausdrücke tun ihr Übriges. Weil man sich nicht sicher fühlt, fragt man nicht nach und geht ohne befriedigendes Ergebnis. Bei den nächsten Problemen oder Fragen bleibt man nach solchen Erfahrungen vielleicht sogar direkt zu Hause.

Meine Erfahrung ist, dass das Ergebnis eines Arztbesuchs zufriedenstellender ausfällt, wenn der Patient weiß, was er vom Arzt erwartet, und er diese Erwartung auch artikulieren kann. Dann können beide gemeinsam ihr Ziel, möglichst viel für die Gesundheit des Patienten zu tun, erreichen.

Wechselwirkungen mit Medikamenten

Übrigens: Bluthochdruck- und Herzmittel sowie Psychopharmaka können die Funktionsweise des unteren Harntrakts beeinflussen. Sprechen Sie mit Ihrem Arzt darüber und nennen Sie ihm immer alle Medikamente, die Sie einnehmen, damit er sämtliche Faktoren bei seiner Therapiestrategie sinnvoll aufeinander abstimmen kann.

Wann Sie auf jeden Fall zum Arzt gehen sollten . . .

Sollten Sie (noch) nie eine Vorsorgemöglichkeit in Anspruch genommen haben, so müssen Sie spätestens dann einen Arzt aufsuchen, wenn Sie eines oder mehrere der Symptome bei sich beobachten, die hier im »Check-up« unten zur Erinnerung nochmals zum sofortigen Überblick aufgelistet sind (vgl. auch S. 42).

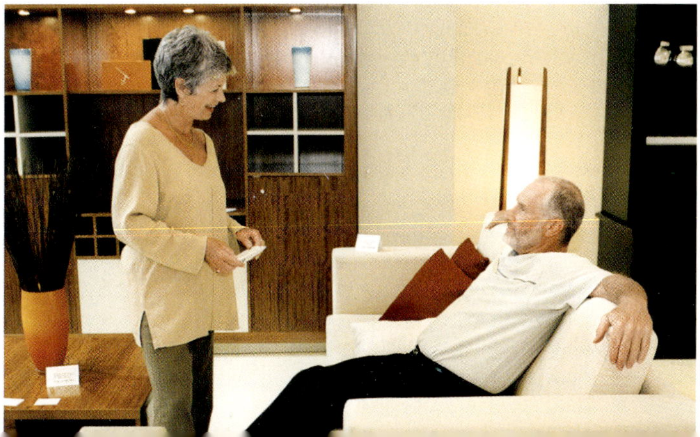

Check-up!

Beobachten Sie bei sich:

- häufigeren Harndrang, vermehrt auch nachts,
- geringere Urinmengen,
- einen schwächeren Harnstrahl,
- einen stockend in Gang kommenden und unterbrochenen Harnfluss,
- das Gefühl der unvollständigen Blasenentleerung,
- Nachtröpfeln von Urin,
- Schmerzen beim Wasserlassen,

dann werden Sie aktiv.

Gut vorbereitet: Was der Arzt Sie fragen wird

Ich bin mir sicher, Sie sind immer gut vorbereitet: bei der Präsentation der Unternehmensergebnisse des letzten Jahres, vor Antritt Ihrer Urlaubsreise oder vor einem Marathonlauf. Warum also nicht auch den Besuch beim Arzt strategisch angehen und ihn im Vorfeld planen? Besonders auf die sogenannte Anamnese, die gründliche Erhebung der Beschwerden und der Begleitumstände, die der körperlichen Untersuchung immer vorangeht, sollten Sie eingestellt sein. Anamnese bedeutet also nichts anderes als die Befragung durch den Arzt nach Ihrer Vorgeschichte, dem Krankheitsverlauf und Ihrer aktuellen Befindlichkeit.

- Welche Beschwerden haben Sie?
- Wie lange haben Sie sie?
- Haben die Beschwerden zugenommen?
- Welche chronischen Erkrankungen haben Sie?
- Welche Medikamente nehmen Sie?
- Welche Erkrankungen gibt es in Ihrer Familie?
- Wie sieht Ihr berufliches und soziales Umfeld aus?

Solche oder so ähnliche Fragen wird man Ihnen stellen. Machen Sie sich also vorab dazu Notizen und schreiben Sie sich zusätzliche Fragen auf. Hinsichtlich der prostataspezifischen Beschwerden sollten Sie sich zudem schon mal mit dem International Prostata Symptom Score, kurz IPSS, beschäftigen. Einen entsprechenden Test, um diesen zu ermitteln, finden Sie unter der Überschrift »Welche Symptome beobachten Sie bei sich?« am Ende dieses Kapitels (vgl. S. 52f.). Ihr Arzt wird ihn sicher berücksichtigen, da es sich beim IPSS um einen international standardisierten Test zur Einschätzung von Prostatabeschwerden handelt. Auch ein Blick ins Glossar am Ende des Buchs kann im Vorfeld der ärztlichen Untersuchung sinnvoll sein: So können Sie sich mit den wichtigsten Fachbegriffen schon einmal vertraut machen und gezielt nachhaken, wenn Sie etwas nicht verstanden haben.

Alles halb so schlimm: die körperliche Untersuchung

Die größten Bedenken haben Männer wohl in Bezug auf die körperliche Untersuchung. Vielleicht ist es deshalb gut zu wissen, was genau auf Sie zukommen wird. Und seien Sie versichert: Ihr Arzt wird so rücksichtsvoll mit der Situation umgehen wie möglich. Schließlich weiß er, was sie für die Patienten heißt. Und er wird immer nur die Untersuchung vornehmen, die in Ihrem Fall angemessen ist, um bei der Diagnose ganz sicher zu gehen. Nicht mehr und nicht weniger.

- Tastuntersuchung
  Zur Untersuchung der Prostata trägt der Arzt Handschuhe und führt den Zeigefinger in den After ein. Diese sogenannte digitale rektale Untersuchung, kurz DRU oder rektale Palpation, ist die einfachste Möglichkeit, um Veränderungen an der Prostata zu erkennen und steht somit immer auf dem Plan. Der Arzt tastet die Prostata nach Schwellungen, Knoten und Verhärtungen ab. Der Patient liegt dabei entweder auf der Seite, er beugt sich stehend mit leicht gespreizten Beinen nach vorn oder kniet im Vierfüßlerstand vor dem Arzt. Die Untersuchung mag zwar etwas unangenehm sein, sie ist jedoch völlig schmerzfrei und stellt außerdem das einfachste Diagnoseinstrument bei der Prostatauntersuchung dar. Je nachdem, wie der Tastbefund aussieht, können weitere Untersuchungen der Prostata nötig sein.

- Urinuntersuchung
  Sie ist Teil jeder normalen Vorsorgeuntersuchung. Eine vom Patienten abgegebene Urinprobe wird mithilfe eines Teststreifens oder auch im Labor unter dem Mikroskop auf ihre Zusammensetzung hin untersucht. Dabei können vor allem Infektionen, also Entzündungen von Blase, Nierenbecken oder Niere, nachgewiesen werden.

› Uroflowmetrie
Übersetzt bedeutet Uroflowmetrie Harnflussmessung: Es handelt sich dabei um einen Test, bei dem gemessen wird, wie viel Urin innerhalb einer bestimmten Zeit entleert wird. Von der Norm von 15 ml pro Sekunde nach unten hin abweichende Werte können auf eine Vergrößerung der Prostata hindeuten. Sind die Blasenentleerungsstörungen nicht durch eine Prostatavergrößerung verursacht, ist eine Blasendruckmessung sinnvoll, um andere Gründe wie zum Beispiel einen Bandscheibenvorfall oder auch Diabetes auszuschließen.

› Sonografie und transrektale Sonografie
Sonografie ist der Fachbegriff für die Ultraschalluntersuchung. Ein Ultraschall des Harntrakts, mit dem Nieren, Blase und Prostata dargestellt werden, kann Aufschluss über krankhafte Veränderungen und das Volumen des Restharns geben. Die transrektale Sonografie ist eine Ultraschalluntersuchung, bei der ein kleiner Schallkopf in den Enddarm eingeführt wird. Diese Untersuchung ermöglicht eine bessere Begutachtung der gesamten Vorsteherdrüse, weil sie eben keinen Tastbefund eines Teils, sondern eine Abbildung der gesamten Prostata liefert. Sie hilft bei Beschwerden beim Wasserlassen und um das Vorliegen eines bösartigen Tumors auszuschließen oder kann als Vorsorgeuntersuchung eingesetzt werden. Und sollte ein Karzinom gefunden werden: Es kann auf diese Art sehr früh erkannt und dann mit einer hohen Wahrscheinlichkeit auch geheilt werden.

› Zystoskopie
Als Zystoskopie bezeichnet man die Spiegelung der Blase. Dabei wird ein optisches Instrument durch die Harnröhre in die Blase eingeführt, was eine genaue Begutachtung der Harnröhre und der Blase ermöglicht. Sie wird gewöhnlich bei einem Nachweis von Blut im Urin durchgeführt, um einen bösartigen Harnblasentumor auszuschließen. Mit ihr lässt sich aber auch abschätzen, wie stark die Harnröhre durch eine vergrößerte Prostata eingeengt wird.

› Urografie und Urethrozystografie
Bei beiden Untersuchungen handelt es sich um Röntgenuntersuchungen, die mithilfe eines Kontrastmittels vorgenommen werden. Bei der Urografie wird Kontrastmittel in eine Vene gespritzt, welches über den Harntrakt ausgeschieden wird. Auf den Röntgenbildern können so Nieren, Nierenbecken, Harnleiter und Blase gesehen werden. Bei der Urethrozystografie wird das Kontrastmittel nicht ins Blut, sondern direkt über die Harnröhre in die Blase gespritzt, welche danach sowie während des Wasserlassens geröntgt werden.

› Biopsie
Bei der Biopsie handelt es sich um die Entnahme von Gewebe aus der Prostata. Sie wird als Stanzbiopsie entweder über den Enddarm oder

vom Damm aus vorgenommen. Mit einer langen dünnen Nadel wird etwas Gewebe aus der Prostata entnommen und auf Zellveränderungen hin untersucht. Anders, als man erwarten könnte, ist diese Art der Untersuchung mit keinen oder nur geringen Schmerzen verbunden.

Und jetzt? Die geeignete Therapie finden

Es gibt verschiedene Möglichkeiten, die gutartige Prostatavergrößerung zu behandeln. Je nachdem, wie weit die Krankheit bei Ihnen fortgeschritten ist, das bedeutet, welche Beschwerden Sie haben. Wie sieht also Ihre Therapie im Einzelnen aus? Und mit welchen Ergebnissen und Nebenwirkungen muss gerechnet werden? Die Prämisse sollte dabei stets sein, so wenige Nachteile wie nötig in Kauf zu nehmen und so viele Vorteile wie möglich zu nutzen.

Ziele der Therapie

Verminderung der Beschwerden und Verbesserung der Lebensqualität durch

- weniger Harndrang,
- Erhöhung der Harnmenge,
- Erleichterung bei der Entleerung der Blase,
- Kräftigung des Harnstrahls,
- Bremsen oder Verlangsamung des Wachstums der Prostata,
- Entzündungshemmung.

Von Brennnesseln und Sägepalmen: natürlich heilen

Am Anfang sollte möglichst der Einsatz pflanzlicher Medikamente stehen. Gemeinhin kann man die BPH sowohl im ersten, dem Reizstadium, als auch noch im Restharnstadium, welches darauf folgt, mit pflanzlichen Arzneimitteln sehr gut behandeln. Sie sind außerordentlich gut verträglich und haben keine oder nur sehr geringe Nebenwirkungen. Und: Sie sind jederzeit rezeptfrei in der Apotheke zu bekommen.

Die verschiedensten Arzneipflanzen stehen hierbei zur Verfügung: Kürbissamen- und Weidenröschen finden ebenso Verwendung wie die Extrakte der Sägepalme und der Brennnesselwurzel. Besonders die Kombination aus den letzten beiden Wirkstoffen hat sich bewährt.

Sabal und Urtica – eine starke Arzneipflanzenkombination hilft

Die Extrakte von Sabalfrucht und Urtica – wie Sägepalme und Brennnessel auch genannt werden – konnten Ihre hohe Wirksamkeit in klinischen Studien nachweisen. Denn die Wirkstoffe aus Sägepalmenextrakt und Brennnesselwurzel haben jeweils unterschiedliche Effekte, die zusammen eine stetige Verbesserung der durch die Prostatavergrößerung verursachten Beschwerden hervorrufen. Die Sabalfrucht hemmt das für die Umwandlung von Testosteron in Dihydro-Testosteron zuständige Enzym 5-Alpha-Reduktase, ebenso weist sie eine antiöstrogene Wirkung auf. Somit wird das Entstehen wachstumsfördernder Hormone vermindert und die Vergrößerung der Prostata aufgehalten.

Außerdem wirkt das Sägepalmenextrakt gewebeabschwellend: Die durch die Wucherung des Drüsengewebs bedingten Beschwerden bessern sich. Darüber hinaus hat die Sabalfrucht auch einen entzündungshemmenden Effekt. Dieselbe Wirkung hat die Brennnesselwurzel. Die Harnmenge, die pro Toilettengang abgegeben wird, erhöht sich und reduziert die in der Blase verbleibende Restharnmenge. Wichtig ist nur: Die Wirkstoffkombination muss frühzeitig und über einen ausreichend großen Zeitraum genommen werden, damit die optimale Wirkung erreicht werden kann. Mindestens drei Monate sollten Sie einplanen, bis sich erste Erfolge zeigen.

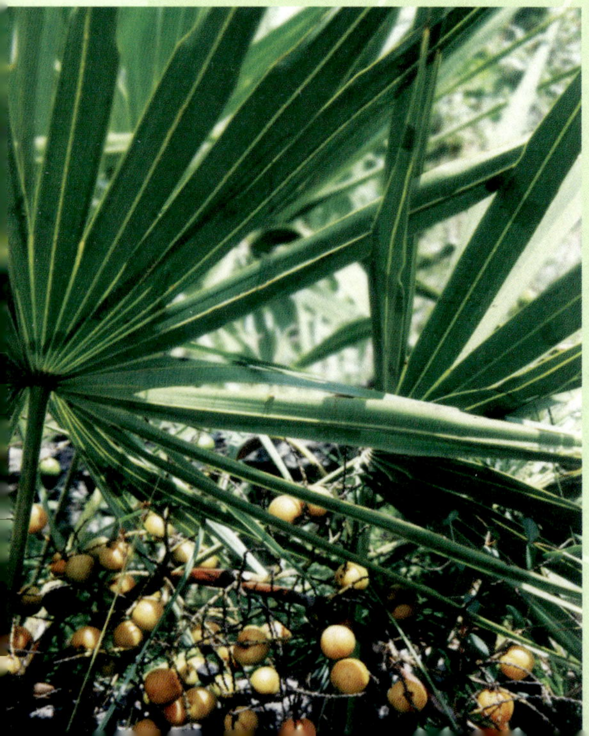

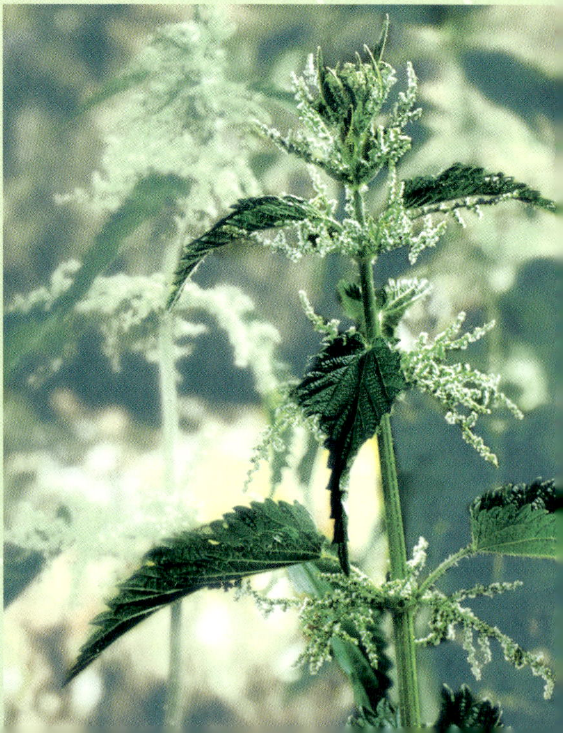

Medikamente für den Härtefall

Ist die Krankheit allerdings schon zu weit fortgeschritten und bleibt nicht mehr genügend Zeit, um die Wirkung pflanzlicher Mittel abzuwarten, ist meist eine konservative medikamentöse Therapie angesagt. Dabei stehen Medikamente mit zwei verschiedenen Wirkprinzipien zur Verfügung: zum einen die sogenannten Alpha-Rezeptoren-Blocker, zum anderen die 5-Alpha-Reduktasehemmer.

› Alpha-Rezeptoren-Blocker
  Die Gruppe der Alpha-Rezeptoren-Blocker setzt bei den dynamischen Beschwerden an, die von der BPH verursacht werden. Sie wissen ja seit dem Abschnitt über das Krankheitsbild BPH, dass nicht nur die Größenzunahme der Prostata allein, sondern auch die Zunahme der Muskelspannung am Blasenhals – verursacht durch die sich vermehrenden und stärker sensibilisierten Alpha-Adrenorezeptoren – für die Beschwerden verantwortlich sind (siehe S. 38). Wie der Name »Alpha-Rezeptor-Blocker« schon andeutet, blockiert dieses Medikament nun die für den Aufbau der Muskelspannung verantwortlichen Nervenzellen, sodass die Blasenhalsmuskulatur sich entspannt. Aufgrund dieser Wirkung werden die Medikamente dieser Gruppe auch Prostatarelaxanzien genannt. Diese Entspannung des Blasenhalsmuskels bewirkt eine Linderung der durch das Prostataadenom verursachten Beschwerden insofern, als eine komplette Entleerung der Blase wieder möglich sein sollte, ebenso wie es möglichst zu einem stärkeren Harnfluss und zu einer Verringerung des nächtlichen Harndrangs kommen sollte. Besonders hervorzuheben ist, dass die Alpha-Rezeptoren-Blocker sehr schnell sichtbare Ergebnisse liefern: Sie wirken meist schon innerhalb weniger Tage. Die Wirkstoffe dieser Medikamentengruppe heißen beispielsweise Alfuzosin, Tamsulosin und Terazosin.

› 5-Alpha-Reduktasehemmer
  5-Alpha-Reduktasehemmer mildern die mechanischen Beschwerden, die mit der BPH einhergehen, das heißt, die durch die Obstruktion der Harnröhre bedingten Beschwerden. Der in ihnen enthaltene Wirkstoff (z. B. Finasterid) verhindert die Umwandlung von Testosteron in Dihydro-Testosteron, welches für die Größenzunahme der Prostata verantwortlich gemacht wird, indem er das für die Umwandlung verantwortliche Enzym 5-Alpha-Reduktase blockiert. Die konsequente Anwendung eines solchen Medikaments führt zu einer Verkleinerung der Prostata um bis zu einem Drittel, allerdings bedeutet eine Größenreduktion nicht automatisch eine Besserung der Beschwerden. Außerdem bleibt die Wirkung nach Beendigung der Therapie nicht bestehen. Die Behandlung der gutartigen Prostatavergrößerung mit einem 5-Alpha-Reduktasehemmer ist demzufolge eine lebenslange und entsprechend teuer.

Operation nötig?

Ohne optimale Behandlung ist irgendwann ein Stadium erreicht, in dem eine BPH nur noch operativ behandelt werden kann. Operiert werden muss die gutartige Prostatavergrößerung dann, wenn trotz Medikamenteneinnahme keine Besserung eintritt oder die Beschwerden sich sogar noch verstärken. Außerdem ist ein chirurgischer Eingriff notwendig, sobald das Risiko der Schädigung von Blase und Nieren besteht, entweder aufgrund einer hartnäckigen Restharnbildung oder weil es zum Rückstau von Harn bis in die Harnleiter oder sogar in die Nieren kommt. Die Operation kann entweder transurethral, das heißt, über die Harnröhre oder offen, mithilfe eines Bauchschnitts, erfolgen.

› Transurethrale Resektion der Prostata (TURP)

Die sogenannte transurethrale Resektion der Prostata, abgekürzt TURP, gilt immer noch als Goldstandard – also als die Therapie der ersten Wahl – in der Prostatachirurgie. Bei der TURP wird eine elektrische Drahtschlinge mithilfe eines optischen Instruments über die Harnröhre bis zur Prostata hin eingeführt, mit deren Hilfe dann die Unterschicht des gewucherten Prostatadrüsengewebes abgehobelt wird. Das entfernte Gewebe wird in die Blase gespült und von dort abgesaugt. Nach Beendigung der Operation wird ein Katheter gelegt, der für etwa drei Tage in der Blase verbleiben muss, damit die Wundfläche in der Prostata abheilen kann. Für den Eingriff reicht schon eine regionale Betäubung in Form einer Rückenmarksanästhesie aus. Er kann aber auch in Vollnarkose durchgeführt werden. Die TURP ist nur selten mit Komplikationen verbunden, lediglich in 3 bis 10 Prozent der Fälle ist mit stärkeren Blutungen oder Harnwegsinfekten zu rechnen. Störungen der Sexualfunktion oder Inkontinenz treten nur in Einzelfällen auf. Die einzige häufiger auftretende Komplikation – oder besser gesagt Folge – dieser Operation ist der Verlust der Zeugungsfähigkeit: Bei der TURP muss in der Regel der innere Schließmuskel am Blasenhals mit entfernt werden. Das hat zur Folge, dass beim Orgasmus eine Abdichtung der Prostata zur Blase hin nicht mehr möglich ist. Es kommt dann zur sogenannten retrograden Ejakulation, bei der das Sperma anstatt wie normalerweise über die Harnröhre ausgestoßen zu werden, in die Blase geschleudert wird. Viele Männer empfinden es als höchst unangenehm, beim Orgasmus keinen richtigen Samenerguss mehr zu haben.

› Suprapubische Prostataenukleation

Bei der suprapubischen Prostataenukleation erfolgt der Zugang zur Prostata über einen Bauchschnitt. Die Bauchdecke wird geöffnet und die Prostata entweder über einen Schnitt in der Blase oder der Prostatakapsel ausgeschält, sodass nur die durch das gewucherte Drüsengewebe nach außen verdrängte Prostatakapsel bestehen bleibt. Wie auch bei der TURP muss danach ein Katheter gelegt werden, allerdings für längere Zeit, nämlich etwa neun Tage, bis die Wunden – vor allem die durch den Blasenschnitt entstandene – verheilt sind. Aufgrund des höheren Operationsrisikos, das zum Beispiel häufiger Bluttransfusionen notwendig werden lässt, wird die offene Prostataenukleation heute nur noch selten durchgeführt, meist wenn das Prostatavolumen 80 g und mehr beträgt oder auch, wenn Begleiterkrankungen wie größere Harnblasensteine oder Harnblasendivertikel vorliegen.

› Transurethrale Inzision der Prostata (TUIP)
Diese Operationsmethode eignet sich nur zur Behandlung einer leichten bis mittelschweren gutartigen Prostatavergrößerung mit geringem Prostatavolumen, bei der die Beschwerden medikamentös nicht in den Griff zu kriegen sind. Bei der transurethralen Inzision der Prostata werden durch die Harnröhre mehrere tiefe Einschnitte in das gewucherte Prostatadrüsengewebe vorgenommen, um die Verengung des Blasenhalses zu beheben. Die sogenannte TUIP hat noch seltener Komplikationen zur Folge als die TURP, was in der Regel einen weitaus kürzeren Krankenhausaufenthalt zur Folge hat. Auch ist das Risiko der retrograden Ejakulation nur in einem Viertel der Fälle gegeben (vgl. S. 71 f.).

Alternative unter der Lupe

Das Feld der ergänzenden Therapiemaßnahmen ist weit und nicht selten werden darunter Methoden als sensationell und sofort heilbringend angepriesen, die nicht das halten können, was sie versprechen. Überlegen Sie also genau, welcher Therapie Sie Glauben schenken und wofür Sie Geld ausgeben.

Als eine sinnvolle ergänzende Möglichkeit, die gutartige Prostatavergrößerung im Frühstadium zu behandeln, ist – so meine ich – die Naturheilkunde zu nennen. Ihr vorrangiges Ziel ist es, die Selbstheilungskräfte des Körpers anzuregen. Klinische Studien, die die Wirksamkeit allein von naturheilkundlichen Mitteln bestätigen könnten, liegen allerdings bislang keine vor.

Bei gutartiger Prostatavergrößerung verordnen Naturheilkundler neben Sabal und Urtica unter anderem Cantharsis (Spanische Fliege), Chimophila (Wintergrün), Ferrum picrinium (eine Eisenverbindung), Magnesium carbonicum (Magensiumkarbonat), Populus tremuloides (Zitterpappel, Espe) und Solidago (Goldrute). Suchen Sie einen kundigen Naturheilmediziner auf.

News aus der Forschung!
Neben den bisher genannten etablierten medikamentösen und operativen Therapien der gutartigen Prostatavergrößerung gibt es noch weitere Behandlungsmöglichkeiten, die in jüngster Zeit von sich reden machen. Die Verfahren beruhen in der Regel auf Gewebeabtragung bzw. Zerstörung durch Lasertechnik, Mikrowellentechnik (TUMT), Hochfrequenzstrom (TUNA) oder Ultraschallenergie (HiFU). Für die meisten Verfahren konnte im Vergleich zu den »klassischen« Operationen keine gleichwertige oder nachhaltige Verbesserung der Beschwerden nachgewiesen werden, aber als minimalinvasive Verfahren kommen sie bis heute teilweise bei Hochrisikopatienten zum Einsatz. Einzig die Laserablation mittels des hochenergetischen Green-Light-Lasers und die Nukleation mit dem Holmiumlaser zeigten sich in Studien in etwa gleich effektiv wie die TUR-Prostata. Da viele dieser Methoden erst in den letzten Jahren entwickelt wurden, liegen oftmals noch nicht genügend Langzeitergebnisse vor, sodass Ihr Arzt Ihnen wahrscheinlich eine der althergebrachten Therapieformen empfehlen wird, deren Wirksamkeit auch nachweislich gegeben ist. Sprechen Sie ihn aber ruhig auf die oben genannten Möglichkeiten an!

Ein Fall wie Sie?

So wie der Patient, der vor einiger Zeit in meine Praxis kam, sollten Sie sich auf keinen Fall verhalten. Denn die schlechteste Strategie ist zu warten, bis nichts mehr geht. Im wahrsten Sinne des Wortes. Diese Erkenntnis haben Sie, so denke ich, aus den Erläuterungen schon gewonnnen. Aber glauben Sie nicht, dass es solche Fälle nicht gäbe. Nicht zuletzt, weil manche Männer nicht die typischen Symptome verspüren wollen oder diese nicht als beachtenswert erkennen. Und das aus den verschiedensten Gründen. Bestimmte Vorbehalte, Unkenntnis, Verdrängung und Ängste machen dem Verstehen normaler körperlicher Funktionen manchmal einen Strich durch die Rechnung. Ein solches Verhalten erlebe ich in meiner Praxis regelmäßig.

So wurde mir ein 68-jähriger Rentner von seinem Hausarzt wegen akuten Harnverhaltens überwiesen, weil er sage und schreibe seit drei Tagen schon kein Wasser mehr gelassen hatte und aus seiner Not heraus begonnnen hatte, nichts mehr zu trinken.

› Der Tastbefund wies auf eine stark vergrößerte Prostata hin.

› Die Ultraschalluntersuchung zeigte eine prall gefüllt Harnblase, deren Inhalt wohl mehr als 2 l Flüssigkeit aufwies. Das Stadium 3 war längst schon erreicht.

› Weitere Untersuchungen wiesen auf beidseits aufgestaute Nieren hin. Sogar ein beginnendes Nierenversagen konnte schon diagnostiziert werden, ohne dass der Patient Übelkeit, Durchfall oder Erbrechen empfunden hätte, was bereits auf eine eingeschränkte Nierentätigkeit hingedeutet hätte. Der Mann gab sogar an, dass er vorher keinerlei Beschwerden beim Wasserlassen oder sonst etwas Auffälliges bemerkt und von daher nie Veranlassung gesehen habe zu handeln.

Nach Informationen des Hausarztes wies dieser Patient ein sehr geringes Gesundheits- und Körperbewusstsein auf. Auch die Vorstellung, dass er sich einer Prostatauntersuchung unterziehen solle, bereitete ihm ziemliche Probleme. So sehr, dass er lieber keine Veränderungen an sich bemerkte und alles als altersbedingt normal deklarierte, was ihm vielleicht doch ein bisschen anders als sonst vorkam. Dass alles in Ordnung sei, das glaubte er bis zuletzt auch ganz fest.

Ebenso wurde sein Bluthochdruck zu spät therapiert und war deshalb nie leicht zu behandeln gewesen, zumal er seine Medikamente nicht regelmäßig einnahm und ihm auch unterstützende Maßnahmen wie mehr Bewegung und die Erfordernis einer gesünderen Ernährung, um sein Übergewicht zu reduzieren, nur sehr schwer näher zu bringen waren. Hinzu kamen bei ihm Herzrhythmusstörungen sowie eine koronare Herzerkrankung, d. h. eine Verengung der Herzkranzgefäße, was letztlich ebenso in seiner ungesunden Lebensweise mit begründet lag.

Unter der leichten Einschränkung der Erektionsfähigkeit leide er nicht, so gab er an, die schien ihm in seinem Alter mehr als normal zu sein.

Bei der Therapie blieben kaum Alternativen. Es musste schnell gehandelt werden. Die Blasenentleerung musste vorübergehend über einen Dauerkatheter erfolgen und mithilfe der medikamentösen Behandlung mit Alpha-Rezeptoren-Blockern wurde versucht, die Blasenhalsmuskulatur zu entspannen, um den Harnfluss wieder zu gewährleisten. Aber all das half nicht zufriedenstellend. Eine Operation wurde notwendig. Mit Hilfe einer offenen Prostataadenomenukleation musste das Problem gelöst werden.

In diesem Fall hätte alles besser laufen können: Rechtzeitige Vorsorge, ein ausgeprägteres Körperbewusstsein und damit verbunden eine frühe Behandlung mit effizienten Phytopharmaka hätten dem Patienten die Operation erspart und natürlich eine höhere Lebensqualität bis ins hohe Alter ermöglicht.

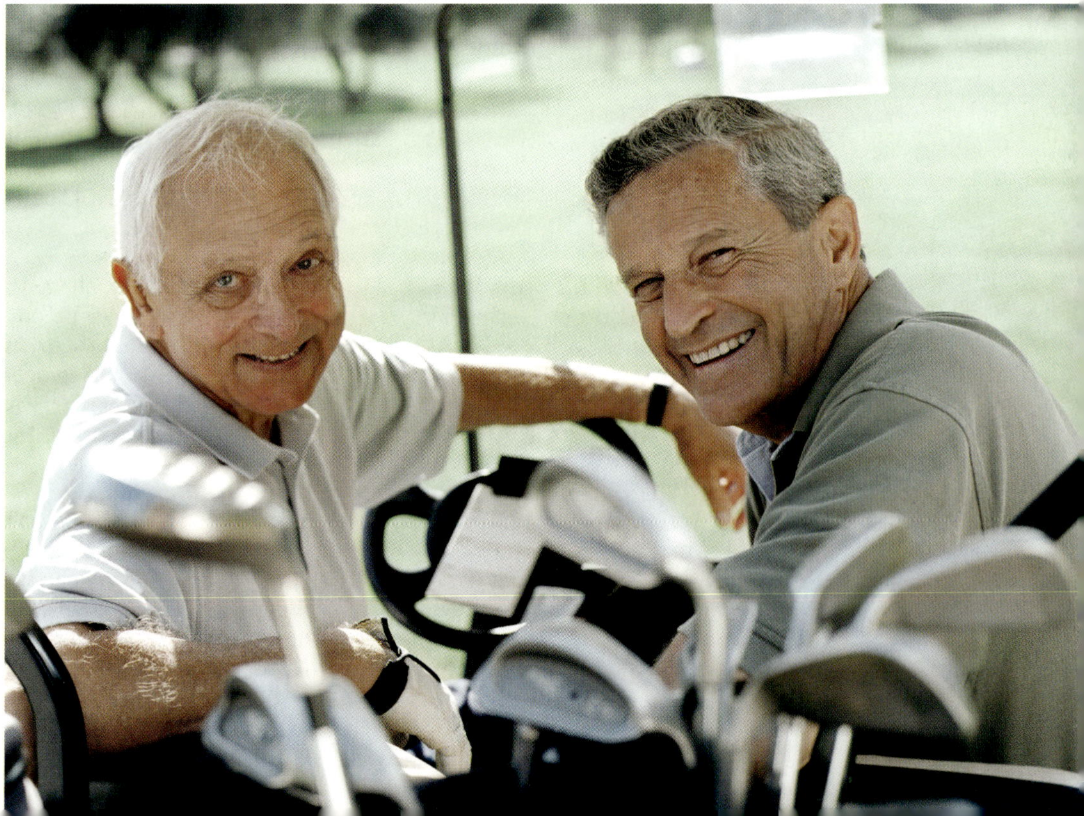

Boxenstopp: Welche Symptome beobachten Sie bei sich?

Der IPSS wird zur Objektivierung von Symptomen der Blasenentleerungsstörung bei BPH verwendet. Nehmen Sie sich Zeit, die Fragen zu beantworten.
Achtung! Alle Angaben sollten sich auf die letzten vier Wochen beziehen!

1 Wie oft hatten Sie das Gefühl, dass Ihre Blase nach dem Wasserlassen nicht ganz entleert war?

0 Niemals ☐
1 Seltener als in einem von fünf Fällen (< 20 %) ☐
2 Seltener als in der Hälfte aller Fälle ☐
3 Ungefähr in der Hälfte aller Fälle (ca. 50 %) ☐
4 In mehr als der Hälfte aller Fälle ☐
5 Fast immer

2 Wie oft mussten Sie innerhalb von zwei Stunden ein zweites Mal Wasser lassen?

0 Niemals ☐
1 Seltener als in einem von fünf Fällen (< 20 %) ☐
2 Seltener als in der Hälfte aller Fälle ☐
3 Ungefähr in der Hälfte aller Fälle (ca. 50 %) ☐
4 In mehr als der Hälfte aller Fälle ☐
5 Fast immer

3 Wie oft mussten Sie beim Wasserlassen mehrmals aufhören und wieder neu beginnen (Harnstottern)?

0 Niemals ☐
1 Seltener als in einem von fünf Fällen (< 20 %) ☐
2 Seltener als in der Hälfte aller Fälle ☐
3 Ungefähr in der Hälfte aller Fälle (ca. 50 %) ☐
4 In mehr als der Hälfte aller Fälle ☐
5 Fast immer ☐

4 Wie oft hatten Sie Schwierigkeiten, das Wasserlassen hinauszuzögern?

- 0 Niemals ☐
- 1 Seltener als in einem von fünf Fällen (< 20%) ☐
- 2 Seltener als in der Hälfte aller Fälle ☐
- 3 Ungefähr in der Hälfte aller Fälle (ca. 50%) ☐
- 4 In mehr als der Hälfte aller Fälle
- 5 Fast immer

5 Wie oft hatten Sie einen schwachen Strahl beim Wasserlassen?

- 0 Niemals ☐
- 1 Seltener als in einem von fünf Fällen (< 20%) ☐
- 2 Seltener als in der Hälfte aller Fälle ☐
- 3 Ungefähr in der Hälfte aller Fälle (ca. 50%) ☐
- 4 In mehr als der Hälfte aller Fälle ☐
- 5 Fast immer ☐

6 Wie oft mussten Sie pressen oder sich anstrengen, um mit dem Wasserlassen zu beginnen?

- 0 Niemals ☐
- 1 Seltener als in einem von fünf Fällen (< 20%) ☐
- 2 Seltener als in der Hälfte aller Fälle ☐
- 3 Ungefähr in der Hälfte aller Fälle (ca. 50%) ☐
- 4 In mehr als der Hälfte aller Fälle ☐
- 5 Fast immer ☐

7 Wie oft sind Sie im Durchschnitt nachts aufgestanden, um Wasser zu lassen? Maßgebend ist der Zeitraum vom Zubettgehen bis zum Aufstehen am Morgen.

- 0 Niemals ☐
- 1 Einmal ☐
- 2 Zweimal ☐
- 3 Dreimal ☐
- 4 Viermal ☐
- 5 Fünfmal ☐

Zählen Sie nun Ihre Punkte zusammen. Der erreichte Wert gibt Ihnen einen Anhaltspunkt, wie schwerwiegend Ihre Beschwerden sind und ob diese einer Behandlung bedürfen. Hier die Auflösung:

- 0–7 Punkte: Sie haben keine bis leichte Miktionsbeschwerden.
- 8–19 Punkte: Sie haben mittelschwere Prostatabeschwerden.
- 20–35 Punkte: Sie haben hochgradige Beschwerden.

Wenn Ihr persönlicher IPSS 8 oder mehr Punkte beträgt, sollten Sie auf jeden Fall einen Urologen aufsuchen, um die Ursache für Ihre Beschwerden abzuklären und eine passende Behandlung zu finden.

Eventuell können Sie den Test nach vier Wochen wiederholen und die Werte vergleichen, um Veränderungen festzustellen.

Quelle: Dr. med. Eberhard J. Wormer: »Prostata – Beschwerden wirksam behandeln«. München Midena Verlag 2000

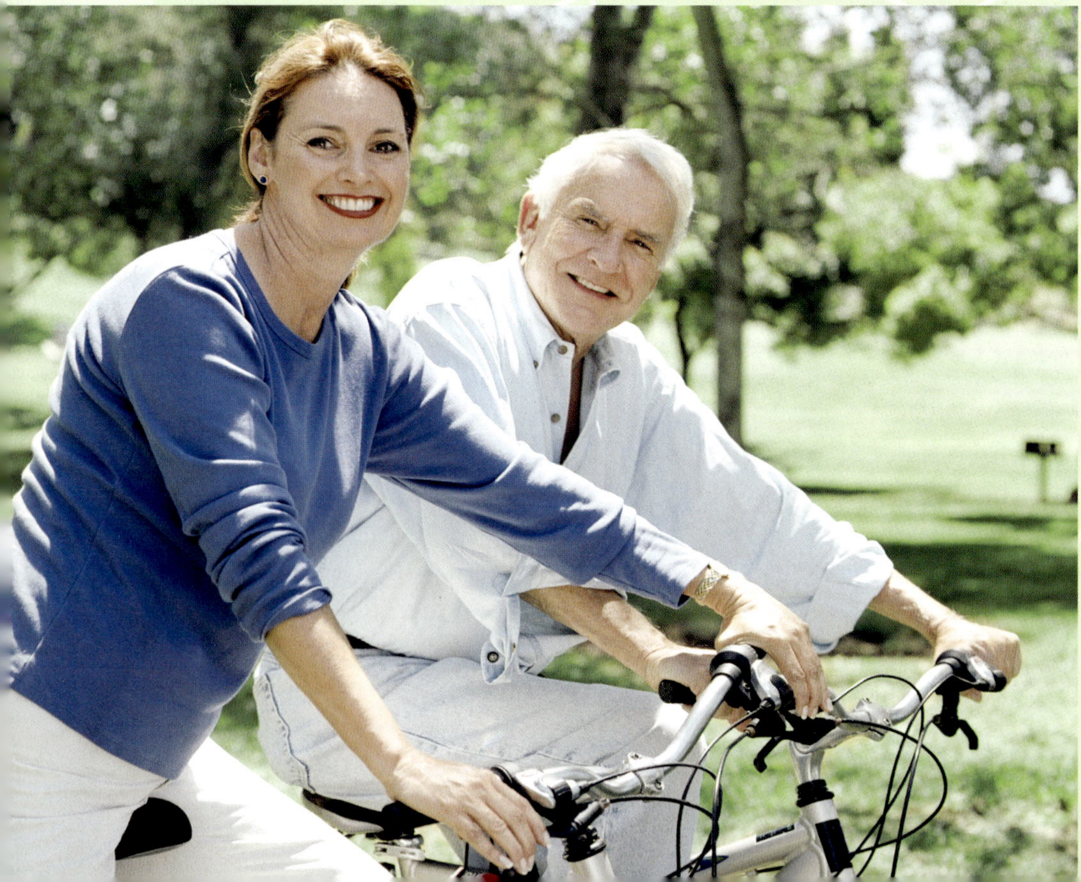

Runde 3: Aktiv und bewusst – selbst seine Gesundheit in die Hand nehmen

Gelassen aktiv werden. Die Bedürfnisse des Körpers wahrnehmen und seine Gesundheit so gut wie möglich unterstützen, das macht fit und vital. Denn mit Sinn für das Gute und Richtige, so wie Sie Ihren Alltag und Ihre beruflichen Aufgaben auch bewältigen, können Sie auch Ihre Gesundheit selbst effizient stärken. Gleichzeitig tun Sie damit viel für sich und Ihre Prostata. Etliches gelingt Ihnen vielleicht schon: das wöchentliche Krafttraining im Fitnessstudio, die regelmäßige Joggingrunde im Park und der Genuss des frisch gepressten Safts als Kraftdrink am Morgen.

Andere Vorhaben sind nie in die Tat umzusetzen, so sehr Sie es sich auch vornehmen und obwohl es die Gesundheitsapostel und Gurus von den Kanzeln predigen. Das haben Sie sicher auch schon erfahren. Denn wer will schon an nichts anderes denken als an sich und seinen Fitnessstatus, und das in der wenigen freien Zeit, die neben dem beruflichen Stress noch bleibt? Darauf kommt es nämlich auch gar nicht an. Das Wichtigste ist, dass Sie Ihre individuellen Ziele richtig setzen, dass sie auf Ihre Konstitution abgestimmt sind und dass Sie regelmäßig etwas für sich tun – so selbstverständlich und locker wie möglich. Denn alle Vorhaben für Ihre Gesundheit müssen wirklich in Ihren Alltag zu integrieren sein, und zwar mit einer gewissen Leichtigkeit.

Gelassenheit in Sachen Gesundheitsmanagement trägt gute Früchte, das verspreche ich Ihnen. Es lohnt sich, mit Bedacht etwas für sich zu tun, denn ein moderates Training ist zum Beispiel sinnvoller als jeder Marathonlauf, der einen bis zur Erschöpfung bringt, genauso wie eine ausgewogene Kost, die viel Frisches und Gesundes bietet, aber auch Platz fürs Sündigen lässt, sinnvoller ist als jede strenge einseitige Diät, die die Heißhungerattacken schon eingebaut hat.

Und: Sie können Ihr Ziel erreichen, ohne Ihr Leben vollkommen auf den Kopf zu stellen, denn es ist gar nicht so schwer, einige Hebel umzulegen und Neues zu entdecken, was Ihrem Körper und dem Geist gut tut. Sie werden es merken, wenn Sie erst einmal einen Anfang gefunden haben. Gelingt es Ihnen, nur ein bisschen von dem umzusetzen, was wir Ihnen im Folgenden vorstellen, so werden die ersten Erfolge bald weitere nach sich ziehen, zu Ihrem persönlichen Gewinn. Ihre Aktivitäten sollten Sie dabei auf nur drei wichtige Bereiche konzentrieren:

- Bewegung und Sport zur Verbesserung der Fitness,
- Stressmanagement zur Entspannung,
- gesündere und abwechslungsreichere Ernährung zur Gewichtsregulierung.

Religiös bedingt
Das Benediktinerkloster St. Ottilien bei München ist eine Insel der Glückseligen. Die Mönche führen ein Leben ohne verbissenes Karrierestreben, dafür mit Hilfsbereitschaft untereinander. Ob das den Männern ein überaus langes Leben beschert? Den Ursachen dafür sollen jetzt Wissenschaftler in einer Untersuchung der Universität München auf die Spur kommen. In Klöstern nämlich, so der optimistische Befund, erreichen die Männer fast dasselbe Alter wie die Frauen. Die durchschnittliche Lebenserwartung unterscheidet sich nur um ein Jahr, nicht um sechs Jahre wie in der normalen Bevölkerung. Dass Frauen, statistisch gesehen, länger mehr vom Leben haben, ist demnach nicht einfach naturgegeben, sondern beeinflussbar.

Aber was hilft es Ihrer Prostata ganz genau, wenn Sie fit, vital sind? Das ist sicher die Frage, die Sie hier geklärt haben möchten. Die Antwort lässt sich einmal mehr allgemein auf folgende Formel bringen: Was Ihre Gesundheit unterstützt, dient auch der Gesundheit Ihrer Prostata. Eine gesunde Lebensweise unterstützt nämlich deren medizinische Therapie optimal. In vielerlei Hinsicht hat Ihre Lebensweise sogar konkrete Wirkungen auf die Prostata (vgl. S. 55f.), darüber erfahren Sie noch mehr, obwohl es nicht so einfach ist, dass man sagen könnte: Sobald ich zehn Pfund leichter bin und mich 30 Minuten täglich bewege, ist alles mit der Prostata wieder im Lot. Solche Patentrezepte gibt es leider nicht. Es lohnt sich aber trotzdem, sich in Schwung zu bringen, frühzeitig und jeden Tag ein bisschen. Denn wenn Sie kleine überschaubare Aktivitätspakete schnüren, bleiben Sie mit Gelassenheit und guter Laune fit.

Bewegen für die Prostata

Eine der Hauptursachen der BPH liegt in der abnehmenden Hormonproduktion. Ein Prozess, der mit zunehmendem Alter seinen Lauf nimmt. Das Trainieren der Muskulatur kann ihn entscheidend verlangsamen: Es fördert nämlich die Wirkung des verbleibenden Testosterons und regt die Bildung neuer Hormone an. Ohne Training nimmt die Muskelmasse bei Männern ab 30 jährlich um 1 Prozent ab und damit auch die Ausschüttung bestimmter Hormone.

Die Vergrößerung der Prostata schreitet bei Bewegungsmangel besonders schnell fort. Versuchen Sie also langes Sitzen zu vermeiden und – wenn es nicht anders möglich ist – legen Sie öfter mal eine Bewegungseinheit (vgl. S. 59) ein, um eine gute Durchblutung des Gewebes sicherzustellen. Mit Bewegung bringen Sie auch die Verdauung in Schwung und wirken Darmträgheit und Verstopfung entgegen, was den Druck auf die Prostata mildert. Zudem wird bei vielen Bewegungsabläufen der Beckenboden automatisch mitmassiert, ein weiterer positiver Effekt, der auch ohne spezielle Gymnastik entspannend auf die Prostata wirkt.

Und ganz allgemein: Mit Bewegung schaffen Sie es, Stress (vgl. S. 60) besser abzubauen. Und an dieser Stelle gilt einmal mehr: Alles, was der vorzeitigen Alterung entgegenwirkt – also jede Anti-Aging-Maßnahme dient auch der Gesundheit der Prostata. Eine BPH lässt sich zwar dadurch allein nicht verhindern, aber doch eine ganze Weile hinausschieben oder ihr Fortschreiten verlangsamen.

Schritt für Schritt im Alltag*

Wer den Alltag schwungvoll durchschreitet, kommt leichter ans Ziel und sieht auch noch gut dabei aus. Wenn Sie sich einmal aufgerafft

* Die folgenden Ausführungen entsprechen dem Bewegungskonzept von Elmar Trunz-Carlisi aus: Pape, Detlev et al.: Schlank im Schlaf, München 2005

haben, werden auch Sie feststellen: Bewegung steigert die Motivation zu noch mehr Bewegung. Machen Sie also zwölf Stunden am Tag eine gute Figur. Wer sich den ganzen Tag regt, entwickelt ein anderes Körpergefühl, was sich nicht zuletzt auch in der Kalorienbilanz positiv bemerkbar macht. Sie werden staunen, wie schnell Sie ganz nebenbei Extrakalorien verbrennen. Bereits kleine Bewegungsportionen, die jeder problemlos in seinen Alltag einbauen kann, bringen in der Summe ein entscheidendes Mehr an Energieverbrauch. Diese Alltagsbewegungen fallen vielen leichter, als sich bewusst sportlich zu betätigen und sich auf dem Tennisplatz zu bewegen. Sie werfen trotzdem ein großes Pfund für die Fitness in die Waagschale. Und: Je häufiger Sie diese Aktivstrategie ganz nebenbei anwenden, desto schneller geht Ihnen der gesunde Lebensstil in Fleisch und Blut über und desto mehr Freude werden Ihnen Bewegung und Sport machen.

Erfolgserlebnisse vom ersten Tag an

Bewegung soll Spaß machen und Erfolgserlebnisse bringen – und zwar von Anfang an. Dazu gehört, dass Sie die für Sie geeignete Aktivität auswählen und die Sache langsam angehen. Sind die Ziele richtig ausgewählt, funktioniert der Rest wie von selbst. Ein bisschen gesunder Ehrgeiz hilft, zu viel kann allerdings schaden, weil Sie sich womöglich überfordern.

Wie ist es um Ihre Fitness bestellt? Welche sportlichen Erfahrungen können Sie aufweisen? Wie viel Zeit können Sie einplanen? Welcher organisatorische Aufwand ist möglich? All das spielt bei der konkreten

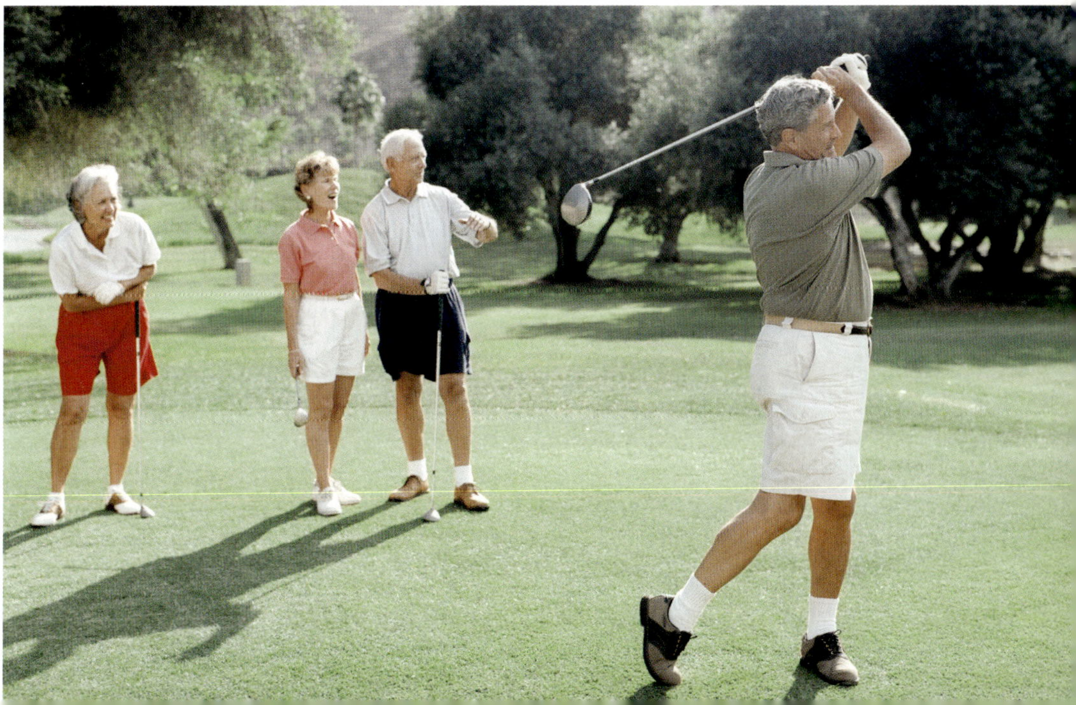

Planung Ihrer Aktivitäten eine wichtige Rolle. Und: Je länger Ihre sportliche Abstinenz gedauert hat, desto behutsamer muss der Wiedereinstieg sein. Ein individuell angepasstes Fitnessprogramm ist hier günstig, da die Leistungsfähigkeit systematisch und risikoarm aufgebaut wird. Mögliche Misserfolge, wie man sie von Ballsportarten kennt, wenn die Gegner oder Mitspieler zu stark sind und man so sofort alle Motivation verliert, bleiben nach sorgfältiger Beratung und richtiger Wahl aus.

Immer jedoch gilt der Grundsatz: Qualität vor Quantität. Lassen Sie in den ersten Wochen alles langsam angehen. Nutzen Sie diese Phase hauptsächlich, um eine saubere Bewegungstechnik zu erlernen. Damit ist garantiert, dass alle Aktivitäten sicher und effektiv ablaufen. Setzen Sie sich realistische Ziele, was Ihre Leistungsfähigkeit angeht, und planen Sie in Etappen. Wichtig: Je stetiger und langfristiger die Fitness aufgebaut wird, desto länger wirken auch die Trainingseffekte. Kommt es durch Erkrankung oder berufliche Verpflichtungen dazu, dass Sie Ihren »Vertrag« mit sich begründet nicht einhalten können, können Sie noch eine Zeit lang von den Reserven zehren.

Ein medizinischer Check-up bringt Sicherheit

Um auf Nummer sicher zu gehen, sollten sich alle Fitnesssportler ab dem 35. Lebensjahr regelmäßig einem sportmedizinischen Fitness-Check-up unterziehen, bei dem vor allem die Belastbarkeit des Herzens geprüft wird. Auf diese Weise können Risiken aufgedeckt und Maßnahmen ergriffen werden, bevor es zu ernsten Problemen zum Beispiel in Folge einer Überbeanspruchung kommt. Auch der Bewegungsapparat, vor allem wenn Probleme im Bereich des Rückens oder der großen Gelenke bekannt sind, muss regelmäßig untersucht werden. Es ist zum Beispiel zu klären, ob grundsätzliche Einwände gegen ein Muskelaufbautraining oder bestimmte Formen des Ausdauertrainings bestehen oder ob Spielregeln einzuhalten sind. Danach können Sie beurteilen, welche Inhalte aus den Trainingsbausteinen Ausdauertraining und Muskelaufbautraining die richtigen sind.

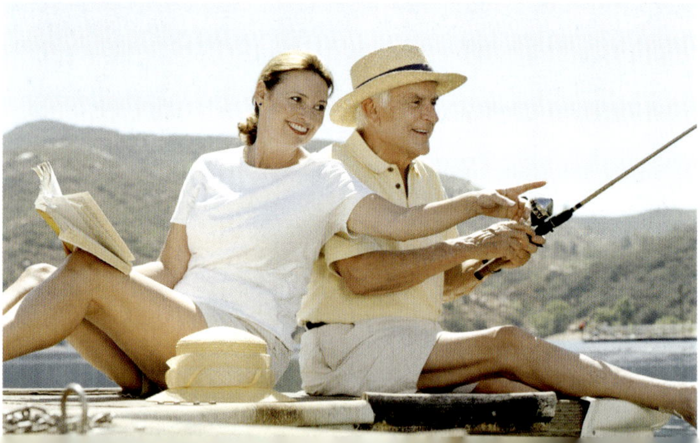

Geeignete und weniger geeignete Sportarten

Sie sollten unterscheiden, was der Prostata gut tut und welche Sportart weniger geeignet ist. Folgende möchte ich Ihnen empfehlen:

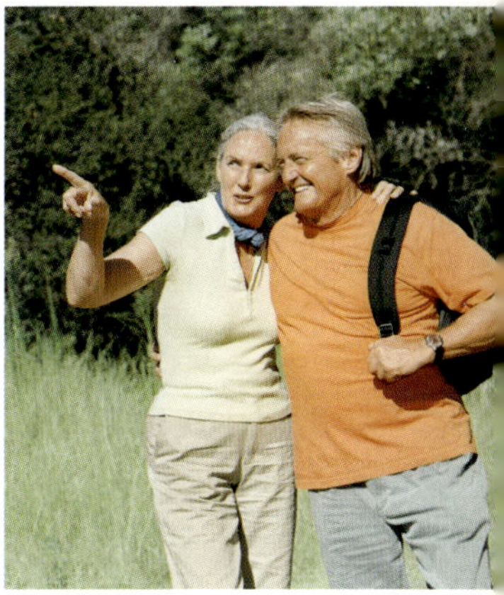

- Ausdauertraining wie Nordic Walking und Joggen: Beim Laufen oder Gehen wird die Beckenbodenmuskulatur mittrainiert,
- Schwimmen: besonders durchblutungsfördernd, trainiert den ganzen Körper,
- Leichtes Krafttraining: fördert den Muskelaufbau. Zunächst im Fitnessstudio unter fachkundiger Anleitung. Besonders empfehlenswert sind Übungen mit dem Theraband. Das Theraband ist ein flexibles Gummiband aus Naturlatex, mit dem sich die Muskulatur individuell kräftigen lässt. Dabei genügen schon 20 Minuten ein bis zwei Mal pro Woche mit dem Vorteil, dass Sie die Übungen auch alleine zu Hause machen können. Auch Ballspiele jeglicher Art sind sinnvoll.

Das tut gut

Beckenbodengymnastik – für Männer

Gymnastik ist gemeinhin nicht Sache der Männer, aber folgende Übung, regelmäßig ausgeführt, kann Ihnen bei Inkontinenzproblemen, z. B. auch nach einer Operation, bei regelmäßigem Training helfen. Eine straffe Beckenbodenmuskulatur schützt Sie vor unliebsamen Überraschungen, wenn die Muskulatur im Bereich Ihrer Blase überreizt ist. Dies gilt natürlich auch für Männer, die sich mit anfänglichen Prostatabeschwerden plagen. Außerdem lässt die Übung sich ganz unauffällig bei Stau im Auto oder in öffentlichen Verkehrsmitteln auf dem Weg zur Arbeit durchführen. Weitere Übungen finden Sie auch im Internet unter www.prostata.de.

- Schön warm hier

  Wärme ist besonders empfehlenswert. Ziehen Sie sich warm an und vermeiden Sie Unterkühlung, Nässe und Kälte. Sie könnten Verkrampfungen der Prostatamuskeln verursachen und die Harnentleerung behindern. Und für bekennende Wellnessfans ist ein warmes wohltuendes Entspannungsbad am Abend genau das Richtige.

- Kneipp'sche Anwendungen

  Kalte Unterschenkelgüsse jeden Morgen sowie kalte Abreibungen des Unterleibs morgens und abends haben sich bei Prostatabeschwerden bewährt. Die Durchblutung im Beckenbereich wird gestärkt und das sorgt für Wärme und Entspannung.

Bloß kein Stress! Entspannungsmethoden, die wenig Zeit kosten
Viele Männer möchten dem hektischen Alltag und dem nervenaufreibenden Job aber nicht nur durch Sport, sondern auch durch gezielte Entspannungstechniken entfliehen. Sie steigern die Konzentration, verringern Stress und beugen ihm vor.

Stress ist nicht gleich Stress

Stress ist ein Begriff, der ganz unterschiedlich verwendet wird. Zum einen werden in der Alltagssprache äußere und innere Einflüsse als Stress bezeichnet, die eigentlich Stressoren heißen. Zum anderen nennt man die daraus resultierenden geistigen und körperlichen Reaktionen Stress. Zu den äußeren Faktoren, die Stress auslösen, gehören das Berufs- und Privatleben. Als innere Faktoren gelten gerade im mittleren Alter Selbstzweifel und die Angst vor dem Älterwerden, also die Midlife Crisis. Wenn Sie dann noch an einer Krankheit leiden, ist wirklich Ihr ganzer Körper in Aufruhr und gesundheitsschädlicher Stress ist programmiert.

Kommen Sie runter! – Entspannungstechniken für jedermann

Im Beruf meistern Sie bestimmt seit Jahren Termindruck, wichtige Großprojekte und einen verständnislosen Chef. Sie analysieren Ihr Problem, erarbeiten sich einen Zeitplan und beheben es Schritt für Schritt. Warum übertragen Sie dieses professionelle Verhalten nicht auch auf Ihr Privatleben? Es gibt ganz unterschiedliche Entspannungstechniken, die Ihnen helfen, sich auf das Wesentliche zu konzentrieren. Ich möchte Ihnen einige Übungen vorstellen.

› Autogenes Training
Das autogene Training arbeitet mit Autosuggestionen. Die Übungen bestehen aus Schwere- und Wärmewahrnehmungen. Sie konzentrieren sich dabei ganz auf einzelne Körperpartien. Stellen Sie sich vor, dass erst der linke und dann der rechte Arm immer schwerer oder wärmer wird. Die reine Vorstellung löst direkt körperliche Reaktionen aus und bewirkt eine tiefe Entspannung. Ziel des sechs- bis zehnwöchigen Trainings ist es, dass Sie die erlernten Übungen später auch selbst anwenden können. So können Sie im Alltag auf Abruf Ihren Körper intensiv spüren und entspannen.

› Progressive Muskelentspannung
Mit der progressiven Muskelentspannung können Sie Ihren gesamten Körper vollständig entspannen. Das betrifft nicht nur Ihre oberen, sondern auch Ihre tiefer liegenden Muskelschichten. Sie span-

nen einzelne Körperpartien nacheinander erst einige Sekunden an und dann entspannen Sie sie wieder. Sie konzentrieren sich nur auf diesen Wechsel. So lernen Sie, Ihren Körper besser wahrzunehmen. Langfristig bauen Sie Unruhen ab und können muskuläre Entspannung immer dann herbeiführen, wenn Sie es möchten.

- Atemübungen
  Tiefe Bauchatmungen wirken sich positiv auf die Stimmung aus. Das ist mittlerweile wissenschaftlich bestätigt. Deswegen schließen viele Entspannungstechniken auch Atemübungen mit ein. Sie sollen sich dabei ganz auf das ruhige Ein- und Ausatmen konzentrieren. Dieser Rhythmus lässt Ihren Körper Harmonie und Ausgeglichenheit erfahren.

- Yoga
  Wenn Sie eine Kombination aus körperlichen und geistigen Übungen suchen, kann ich Ihnen Yoga empfehlen. Die Figuren geben Kraft, machen flexibel und trainieren den Gleichgewichtssinn und die Muskulatur. Auch Rückenschmerzen und Haltungsprobleme können gelindert werden. Durch die Kombination mit Atemübungen und Meditation wird Stress abgebaut und innere Ruhe erreicht.

- Massage
  Teil- und Ganzkörpermassagen sind passive Entspannungstechniken. Ein Therapeut streicht, knetet und reizt Ihre Haut mit bestimmten Handgriffen. Neben Ihrer Haut werden auch Ihr Bindegewebe und Ihre Muskeln mechanisch beeinflusst. Psychische und physische Verspannungen werden so gelöst.

Heilung geht durch den Magen: gesund essen

Männer wissen immer mehr von gesunder Ernährung. Sie kochen gerne und beschäftigen sich mit Nahrungsmitteln und ihren Eigenschaften. Außerdem übernehmen sie häufiger den Einkauf und können gute von schlechteren Nahrungsmitteln, frische von weniger frischen unterscheiden. Noch nie standen so viele Männer am Herd wie heute. Eine Entwicklung, die ihnen zugute kommt und ihr Bewusstsein für gesunde Ernährung nachhaltig gestärkt hat.

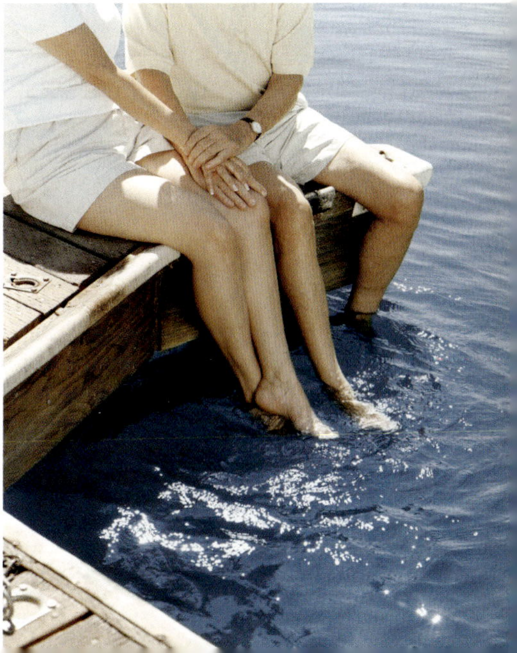

Hinzu kommt: In den letzten Jahren hat die Wissenschaft entscheidende Erkenntnisse und Zusammenhänge zwischen falscher Ernährung und Krankheiten gewinnen können. Epidemiologische Studien, die sich mit der Untersuchung und dem Zusammenhang von Gesundheitsstörungen und krankheitsverursachenden Faktoren beschäftigen, zeigen es mittlerweile eindeutig: Ungesunde Ernährung geht mit Herz-Kreislauf-Erkrankungen, Diabetes mellitus und bestimmten Krebsarten einher, um nur einige wenige zu nennen. Sie hat demnach großen Einfluss auf die Ausbreitung sowie die Ausprägung von etlichen Krankheiten. Im Umkehrschluss heißt das: Sie können über Ihre Ernährung viel erreichen. Ein guter Motor braucht eben auch einen Kraftstoff, der ihn zur Hochleistung bringt.

Alkohol und Nikotin

Zu einer sinnvollen Lebensweise und einem gesunden Körper gehört nicht nur eine bewusste Ernährung. Auch auf Ihren Alkohol- und Zigarettenkonsum sollten Sie dringend achten.

› Alkohol: Diese Droge ist mit Vorsicht zu genießen. Geringe Mengen sollen zwar das Risiko für einen Herzinfarkt senken. Übermäßiger Konsum führt allerdings zu Bluthochdruck, niedrigem Testosteronspiegel, verminderter Libido, einer reduzierten Spermienzahl, Impotenz und Leberschäden.

› Nikotin: Rauchen ist noch gefährlicher. Dem blauen Dunst sollte man sich am besten gar nicht aussetzen. Er kann zu Erkrankungen des Herz-Kreislauf-Systems oder der Lunge führen sowie Krebs oder sexuelle Funktionsstörungen verursachen. Beachten Sie auch, dass Passivrauchen ebenfalls sehr schädlich für den Körper ist. Überlegen Sie also, was Sie sich selbst in Kneipen oder Ihren Kindern zu Hause antun.

Was das Krankheitsbild der gutartigen Prostatavergrößerung und auch das Prostatakarzinom betrifft, so gibt es auch einige Aspekte, die offensichtlich dabei eine Rolle spielen, das wissen wir Ärzte. Aber für die Wissenschaft gibt es in dieser Beziehung noch eine Menge zu tun, denn viele Fragen sind noch offen und man darf auf interessante Forschungsergebnisse hoffen. Eines ist jedoch ganz sicher: Deutliches Übergewicht, die so genannte Adipositas, ist eindeutig ein Risikofaktor für diverse Prostataerkrankungen. Denn schon fünf Kilogramm weniger Körperfett erhöhen den Testosteronspiegel, was einen positiven Einfluss auf das gesunde Funktionieren der Vorsteherdrüse hat. Umgekehrt verschlechtert sich die Situation, sobald man zu viele Pfunde auf die Waage bringt.

Gesunde regionale Küchen für die Prostata

Eine erstaunliche Tatsache belegt augenfällig: Es gibt offensichtlich so etwas wie eine Anti-BPH-Diät. Denn schaut man nach Japan und China, aber auch in die Mittelmeerregion, dann fällt auf, dass dort bedeutend weniger Männer an Prostataerkrankungen leiden. Welche Ursachen das hat, ist zwar noch nicht eindeutig belegt, aber die Wissenschaftler sind sich einig, dass die Ernährung dabei eine wichtige Rolle spielen muss. Denn in der asiatischen und mediterranen Küche kommt viel mehr Obst und Gemüse auf den Tisch. In Asien ist auch der Verbrauch von Soja und Sojaprodukten wesentlich höher als irgendwo anders auf der Welt und es wird deutlich mehr Fisch und weniger Fleisch verzehrt. In Mittel- und Nordeuropa sowie Nordamerika dagegen werden viel mehr Fleisch und Wurst, dafür wenig Obst und Gemüse und nur eine ganz geringe Menge Soja und Sojaprodukte gegessen. Auch ist hier die Kalorienzufuhr wesentlich höher. Wir Deutschen nehmen durchschnittlich sage und schreibe 55 Prozent mehr Kalorien als den normalen Tagesbedarf zu uns. Das heißt, dass wir täglich 200 Kalorien zu viel in uns reinschaufeln oder -schütten. Aber es kommt natürlich auch ganz entscheidend darauf an, aus welchen Lebensmitteln die Kalorien stammen.

Soja, das Eiweißkraftpaket

Soja enthält einige bioaktive Pflanzeninhaltsstoffe, die günstig in den menschlichen Stoffwechsel eingreifen. Isoflavone treten überwiegend im natürlichen Verbund mit Sojaeiweiß auf. Sie zählen zu den Phytoöstrogenen, da sie eine ähnliche Struktur wie die menschlichen Östrogene aufweisen. Isoflavone sind sehr stabil, was bedeutet, dass auch in verarbeiteten und erhitzten Produkten kaum mit Verlusten zu rechnen ist. Sojaprodukte enthalten nicht nur Ballaststoffe und ungesättigte Fettsäuren, sondern auch Sojaisoflavone. Die können eine natürliche Möglichkeit sein, um den Hormonhaushalt auszugleichen. Bei der Beobachtung und dem Vergleich von Bevölkerungsgruppen wurden Beziehungen zwischen hohem Sojaverzehr und dem verringerten Auftreten von hormonabhängigen Krebsarten wie Brust- und Prostatakrebs ermittelt. Mögliche Wirkmechanismen sind aber noch unklar. Am wahrscheinlichsten ist eine Erklärung durch die antiöstrogene Wirkung der milden Phytoöstrogene, sodass die Rezeptoren für starke, im Körper gebildete Östrogene blockiert werden. Phytoöstrogene dämpfen beim bestehenden Östrogenüberschuss dessen Wirkung.

Qualität ist genial

Es existiert mittlerweile eine Zweiklassengesellschaft, wenn es um gute Ernährung geht. Auf der einen Seite gibt es die, die sehr gesundheitsbewusst leben und dafür Geld und Zeit investieren, und auf der anderen solche, die sich das nicht leisten können oder wollen. Nicht wenige Erwachsene, die nach ihrer täglichen Nahrungsaufnahme befragt werden, unterschätzen die Gesamtzahl der Kalorien um sage und schreibe 800 Punkte und benennen und bewerten die Inhaltsstoffe falsch. Die guten Traditionen der frischen, hausgemachten Küche werden immer weniger weitergegeben. Die Familie sitzt nicht mehr gemeinsam am Tisch. Keine Zeit, ist ein weiteres Argument für Fast Food im Laufen oder Gehen, mal eben auf der Straße.

Das Erstaunliche: Heute geben wir viel weniger Geld für unsere Ernährung aus als noch vor 50 bis 100 Jahren, obwohl uns zu dieser Zeit sehr viel weniger Geld zur Verfügung stand. Damals waren es 50 Prozent des Einkommens, heute sind es gerade mal 10 Prozent. Die Geiz-ist-geil-Philosophie hat schlimme Folgen. Gerade für unsere Kinder. Fertiggerichte, Riegel und Dosensuppen liefern häufig leere Kalorien, fördern Übergewicht und Mangelerscheinungen.

Zweifelhafte Fertiggerichte

Die meisten Leute wissen, dass Fertiggerichte, auch Convenience Food genannt, nicht besonders gesund sein können. Sie greifen bei ihren Einkäufen aber trotzdem danach, da sie schnell und einfach zuzubereiten sind. Lassen Sie aber trotz des Vorteils lieber die Finger davon, denn:

- Fertiggerichte enthalten viele Kalorien und tierische Fette sowie viel Einfachzucker,
- die einfache Zubereitung verleitet zum Viel-Essen,
- Transfettsäuren, die besonders in Pommes, Chicken-Nuggets, Chips und Popcorn enthalten sind, fördern Übergewicht und Entzündungen in den Blutgefäßen,
- zweifelhafte Zusatzstoffe (Geschmacksverstärker, Säuerungs- und Dickungsmittel, Konservierungs- und Farbstoffe) können Hyperaktivität, Allergien, Kopfschmerzen und Hitzeattacken begünstigen sowie die Verwertung von Kalzium und Mineralien hemmen,
- die Plastikverpackungen können problematische Substanzen an den Inhalt abgeben und
- die Lebensmittel enthalten viel weniger Vitamine und Spurenelemente als frische oder Tiefkühlzutaten.

Frisches Gemüse hat leider immer noch für viele das Image der unvermeidlichen Beilage. Nicht, dass man auf Fleisch ganz verzichten sollte, aber wenn Sie bestimmte Dinge kaufen, dann sollten sie von bester Qualität sein. Frisch zubereitet und abwechslungsreich lautet die Devise. Morgens sollten Sie vermehrt Kohlenhydrate und abends verstärkt Eiweiß zu sich nehmen – das ist ein geeignetes einfaches Richtmaß für gute Ernährung.

Achtet man zudem darauf, immer Großvolumiges und Wasserhaltiges wie Obst und Gemüse mit vielen Ballaststoffen zu bevorzugen, kann man sich satt essen und wiegt automatisch nicht zu viel. Viel mehr müssen Sie eigentlich gar nicht wissen. Und auch wenn Sie oft ausgehen, in der Kantine essen oder auch mal rasch zwischendurch etwas zu sich nehmen müssen, können Sie fast nichts falsch machen, wenn Sie diese Grundsätze im Auge haben.

Fünf Ernährungsregeln auf einen Blick

So sollten Ihre Speisen sein:

- frisch und abwechslungsreich,
- an der Ernährungspyramide orientiert, was die Gewichtung der einzelnen Nahrungsmittelgruppen angeht,
- morgens vermehrt Kohlenhydrate, damit der Stoffwechsel in Schwung kommt,
- mittags das, was Ihnen gefällt,
- abends vorrangig Salat, Gemüse und Eiweiß.

Die Lebensmittelpyramide

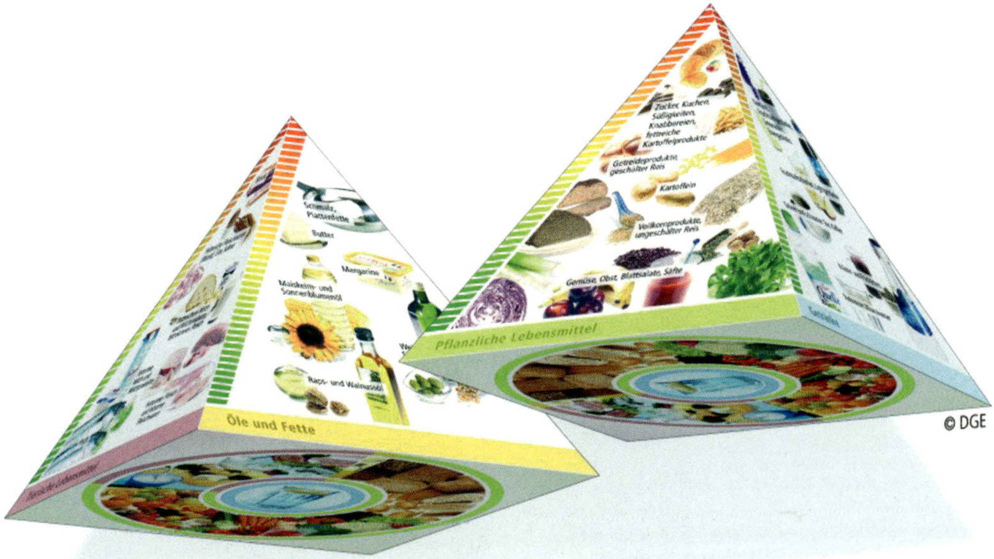

© DGE

Quelle: Deutsche Gesellschaft für Ernährung e.V.

Bewusst einkaufen

Was man erst gar nicht im Kühlschrank hat, wird auch nicht achtlos in sich hineingestopft. Mit dem Einkauf fängt also das gesunde Leben an. Notieren Sie sich daher vorher besser, was Sie benötigen, und legen sich einen Vorrat an. So müssen Sie nicht öfter als nötig in den Supermarkt. Obst und Gemüse allerdings am besten immer frisch kaufen. Beim Gemüse können Sie ruhig auch mal das tiefgekühlte nehmen, es enthält oft mehr Vitamine als gezüchtetes im Winter und ist praktisch zu verwenden.

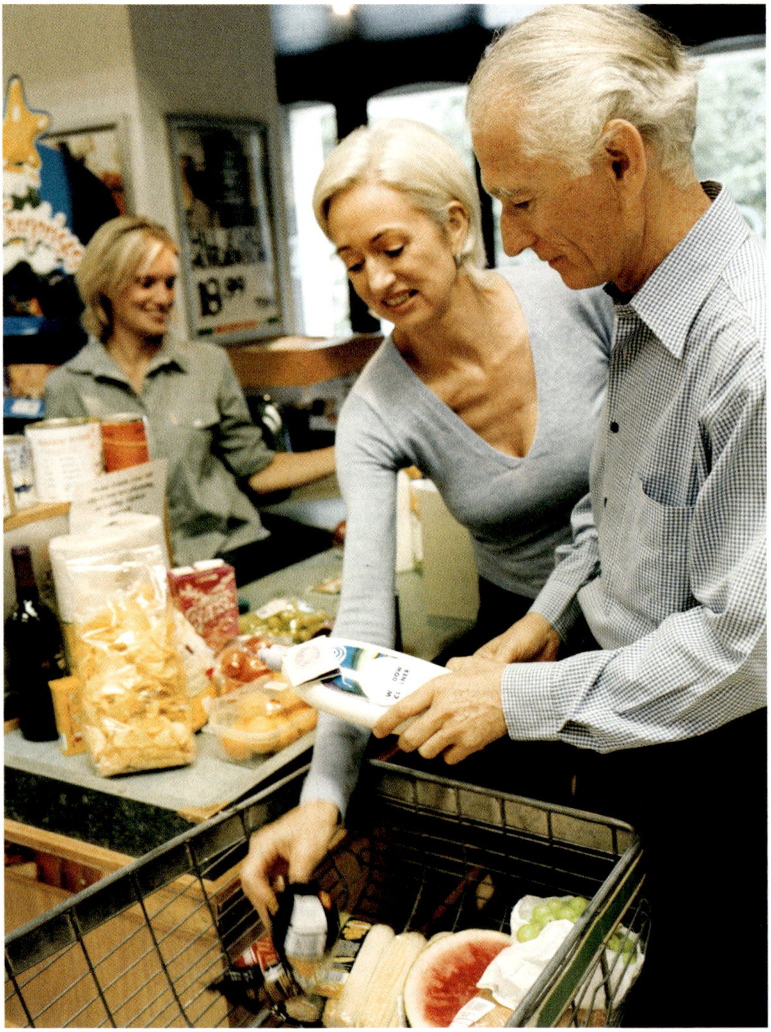

Die Heilkraft der Ernährung

Die Hauptbestandteile unserer Nahrung sind Kohlenhydrate, Fette und Eiweiße. Sie dienen als Energielieferanten, während Vitamine, Mineralstoffe, Spurenelemente und sekundäre Pflanzenstoffe für den Stoffwechsel zuständig sind. Welche unterstützen nun die Funktionsweise Ihrer Prostata am besten?

> Ballaststoffe: Sie machen den Weg frei
Ballaststoffe kommen nur in der pflanzlichen Nahrung vor. Es gibt zwei Arten von Ballaststoffen: wasserlösliche, die vor allem in Obst, Gemüse und Haferflocken stecken, und wasserunlösliche, die in Getreide, Gemüse und Vollkornprodukten zu finden sind. Der Körper kann sie nicht verdauen, deshalb werden sie fast unverändert ausgeschieden. Wozu braucht man diese Nahrungsfasern? Sie regen zum Kauen an, sättigen lang anhaltend und wirken gegen Verstopfung. Es ist wichtig, dass Sie für einen regelmäßigen weichen Stuhlgang sorgen. Denn durch zu starkes Pressen werden die Harnröhre und der Blasenausgang zusammengedrückt. Und das erschwert das Wasserlassen. Ballaststoffe haben die Eigenschaft, das Stuhlgewicht zu erhöhen, indem sie Wasser aufsaugen und im Darm aufquellen. Dadurch wird der Stuhl schwerer und weicher. Die regelmäßige Entleerung eines kompakten Stuhles übt eine massierende Wirkung auf die Prostata aus.

Getreideprodukte enthalten besonders viele Ballaststoffe. Starten Sie am besten mit einem Müsli, in das Sie frisches Obst geben, in den Morgen. Aber auch bei jeder Mahlzeit sollten Getreideprodukte Sie begleiten.

> Fette: Der Treibstoff im Körper
Fett ist der größte ernährungsbedingte Risikofaktor für eine Prostataveränderung. Jedoch: Ganz ohne Fett geht es nicht. Fett ist wichtig für den Körper. Es liefert Energie, aktiviert die Leistung von Gedächtnis, Organen und Drüsen, ist Träger von Geschmacks- und Aromastoffen. Außerdem kann der Körper bestimmte Vitamine (A, D, E und K) nur mithilfe von Fett verwerten. Und dennoch: Fett macht dick, treibt den Cholesterinspiegel in die Höhe, begünstigt Herz-Kreislauf-Erkrankungen und hat Einfluss auf die Entstehung der BPH und des Prostatakarzinoms. Fett hat somit seine gute und seine schlechte Seite.

Es kommt in jedem Fall auf das richtige Fett an und auf das Maß. Vereinfacht gesagt: Es gibt die »guten« und die »bösen« Fette. Gesättigte Fettsäuren gehören zu letzteren. Der Körper braucht sie nicht, da er sie selbst aufbauen kann. Gesättigte Fettsäuren kommen in den meisten fetten Fleischsorten (vor allem im roten Fleisch), aber auch in Milch

Gute Fette genießen
Omega-3-Fettsäuren:
in fettreichem Fisch wie Lachs, Makrele, Thunfisch und Hering sowie Flachsöl und Leinöl
Omega-6-Fettsäuren:
Mais-, Sonnenblumen-, Erdnussöl
Omega-9-Fettsäuren: Olivenöl

und Milchprodukten wie Käse vor. Aromatase, ein Stoff, der mit zunehmendem Alter Androgene in Östrogene, d. h. männliche in weibliche Sexualhormone, umwandelt, verstärkt das Prostatawachstum und auch das Risiko, dass ein Prostatakarzinom entsteht. Deshalb müssen Sie wissen: Die Aufnahme von viel schlechtem Fett begünstigt die Aromatase und damit das Wachstum der Prostata.

Die guten Fette sind die sogenannten ungesättigten Fettsäuren. Im Gegensatz zu den gesättigten Fettsäuren kann der Körper sie nicht selbst produzieren. Sie müssen mit der Nahrung zugeführt werden. Sie hemmen die Androgensynthese, d. h. die Umwandlung von Testosteron in Dihydro-Testosteron, und wirken vermutlich entzündungshemmend. Es gibt die einfach oder mehrfach ungesättigten Fettsäuren: Omega-3-Fettsäuren, Omega-6-Fettsäuren und Omega-9-Fettsäuren haben bei entzündlichen Veränderungen der Prostata eine entzündungshemmende Wirkung. Durch die Vergrößerung der Prostata kommt es häufig zur Restharnbildung in der Blase. Das heißt, die Blase wird nicht mehr vollständig entleert. Im Restharn vermehren sich Krankheitserreger und können eine Infektion der Blase verursachen.

Aber Achtung: Fette setzen freie Radikale frei, die Oxidationsschäden in den Prostatazellen verursachen. Und oft bemerkt man gar nicht, dass man zu viel davon aufgenommen hat. Denn in vielen Nahrungsmitteln sind versteckte Fette vorhanden.

› Kohlenhydrate: Die Energiebomben
  Sie sind die Hauptenergielieferanten. Und sorgen dafür, dass der Körper alle Funktionen aufrechterhält und richtig arbeitet. Kohlenhydrate in Brot und Marmelade sind gut am Morgen. Am Abend sollten Sie darauf verzichten, weil sie dann besonders dick machen.

› Antioxidanzien: Ihr Rostschutz
  Antioxidanzien sind in bestimmten Lebensmitteln enthalten und verhindern, dass Moleküle oxidieren. Oxidationsschäden kann man sich wie die Folgen des Rostens beim Auto vorstellen. Die Prostata ist sehr empfänglich für diesen oxidativen Vorgang, denn die Prostatazellen haben ein Enzym, das viele freie Radikale erzeugt. Diese Radikale beschädigen die Zellen. Antioxidanzien blockieren diese freien Radikale. Ein Ihnen sicherlich bekanntes Antioxidationsmittel ist das Vitamin C. Es steckt vor allem in Zitrusfrüchten. Auch Vitamin E, das verstärkt in Nüssen und Sonnenblumenkernen vorkommt, ist ein natürliches Antioxidationsmittel.

In einer groß angelegten finnischen Studie wurde jetzt festgestellt, dass der regelmäßige Verzehr von reichlich Vitamin E gut für die Prostata ist. Sie konnte beispielsweise belegen: Das Risiko, an Prostatakrebs zu erkranken, sank mit hohem Vitamin-E-Konsum um 32 Prozent, die Todesrate ging sogar um 41 Prozent zurück.

Weitere natürliche Antioxidationsmittel sind das Spurenelement Selen (Brokkoli, Pilze, Kohl, Rettich, Zwiebeln, Knoblauch, Nüsse, Vollkornprodukte) und Sulforaphan. Sulforaphan kommt in Kohl und Brokkoli vor. Des Weiteren zählt die Gruppe der Carotinoide zu den natürlichen und potentesten Antioxidanzien. Lycopin ist das wirksamste. Es ist ein Farbstoff, der in der Tomate enthalten ist und der bei der Gesundhaltung der Prostata eine ganz wesentliche Rolle spielt.

› Phytosterine: Besonders wertvoll

Phytosterine sind sekundäre Pflanzenstoffe, die hauptsächlich in fettreichen pflanzlichen Lebensmitteln wie Sonnenblumenkernen, Nüssen und Hülsenfrüchten enthalten sind. Auch Pflanzenöle (Sonnenblumenöl, Sojaöl) weisen einen hohen Gehalt an Phytosterin auf. Durch die Verarbeitung (das Raffinieren) verlieren sie einen hohen Teil ihres Gehalts. Wertvoll sind daher besonders die unbehandelten, nativen Öle erster Pressung. Das wichtigste pflanzliche Phytosterin ist Betasitosterol. Es beeinflusst das hormonelle Gleichgewicht in der Prostata und vermindert so Schwellung und Wachstum des Gewebes. Störungen beim Wasserlassen werden dadurch verbessert.

› Phytoöstrogene: Das Blockiersystem für die BPH

Sie gehören wie auch die Phytosterine zu den sekundären Pflanzenstoffen. Lignane und Isoflavonoide zählen zu den Phytoöstrogenen und besitzen eine hormonähnliche sowohl (schwach) östrogene als auch antiöstrogene Wirkung. In dieser Eigenschaft besetzen sie die Östrogenrezeptoren in der Prostata und unterbinden so die Wucherung des bindegewebigen Anteils der Vorsteherdrüse. Die am meisten in Verwendung stehenden Phytoöstrogene, die Isoflavinoide, findet man in der Sojabohne oder im Rotklee. Auch viele Früchte, Gemüse und verschiedene Getreidepflanzen enthalten diese Pflanzenstoffe. Außerdem sind Phytoöstrogene harntreibend und lindern Verstopfungen. So wird dem Leinsamen eine leichte abführende Wirkung nachgesagt. Er kann Darmstörungen, beispielsweise Verstopfungen, lindern und allgemein die Verdauung verbessern.

› Eiweiß: Der Muskelkraftstoff

Die Eiweißstoffe (Proteine) bilden neben den Kohlenhydraten und den Fetten den Hauptbestandteil der menschlichen Nahrung. Während die Fette in der Kost zeitweilig ruhig fehlen können, benötigt der Körper eine ständige Zufuhr von Eiweiß. Der menschliche Körper besteht zu 15 bis 20 Prozent aus Eiweiß. Da die mit der Nahrung aufgenommenen Eiweiße eine andere Aminosäurenkombination haben als die Eiweiße im menschlichen Körper, werden sie im Darm

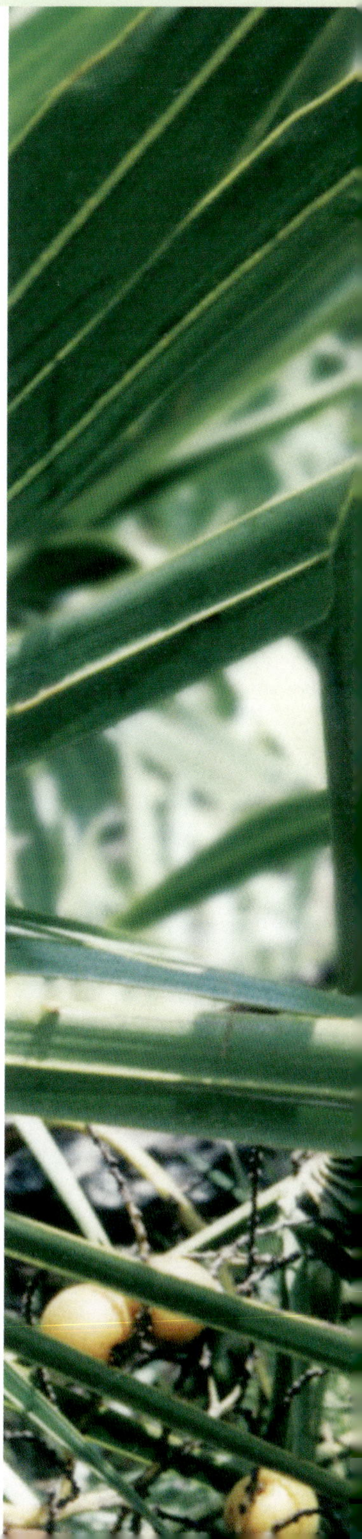

durch Enzyme in ihre Bestandteile zerlegt. Nach Passieren der Darmwand werden sie im Körper wieder entsprechend der Anforderung des Körpers neu zusammengesetzt. Man unterscheidet zwischen nichtessenziellen Aminosäuren, die im Körper hergestellt werden, und den zehn essenziellen Aminosäuren, die nicht vom Körper aufgebaut werden können und mit der Nahrung zugeführt werden müssen. Aminosäuren sind Baustoffe, aus denen sich Muskeln, Bänder, Sehnen, Organe, Drüsen, Haare, Nägel und Körperflüssigkeiten zusammensetzen.

Kräftig spülen: Trinken ist Lebenselixier

Viel Trinken ist wichtig. 2,5 Liter Flüssigkeit sollten Sie täglich zu sich nehmen. Die Nieren und Blase werden dadurch ausreichend trainiert. Eine erhöhte Trinkmenge sorgt dafür, dass Krankheitskeime ausgespült werden. Flüssigkeit sollten Sie möglichst gleichmäßig über den Tag verteilt zu sich nehmen und nicht alles auf den Abend konzentrieren, denn viel Flüssigkeitszufuhr am Abend heißt Aufstehen in der Nacht.

Allerdings sollten Sie auf harntreibende Getränke verzichten. Dazu zählen schwarzer Tee, Kaffee und Alkohol. Sie wirken entwässernd und könnten die Blase reizen. Auf ein Glas Wein oder ein Fläschchen Bier am Abend müssen Sie nicht gleich verzichten. Mehr sollte es aber nicht werden. Auch von einigen Mineralwässern, vor allem von kohlesäurehaltigen, ist abzuraten. Weiterhin sind kalte Getränke für die Prostata ungünstig. Durch sie verkrampft die Prostata und die Entleerung der Blase wird behindert.

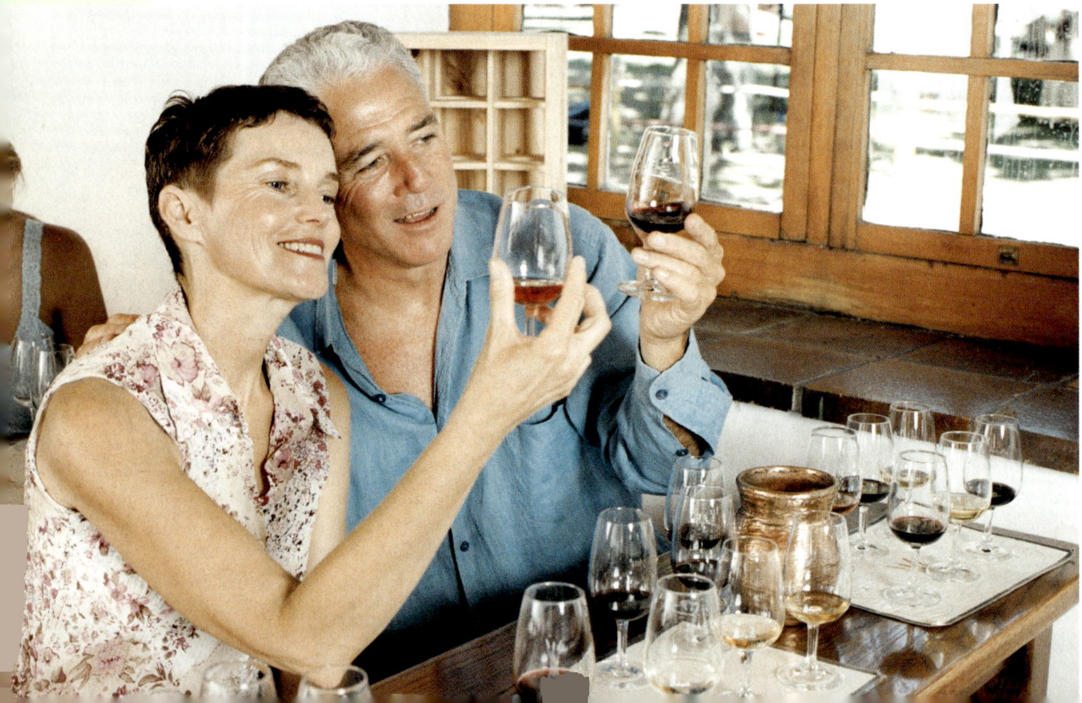

Zur Sache, Schätzchen: ein erfülltes Sexualleben

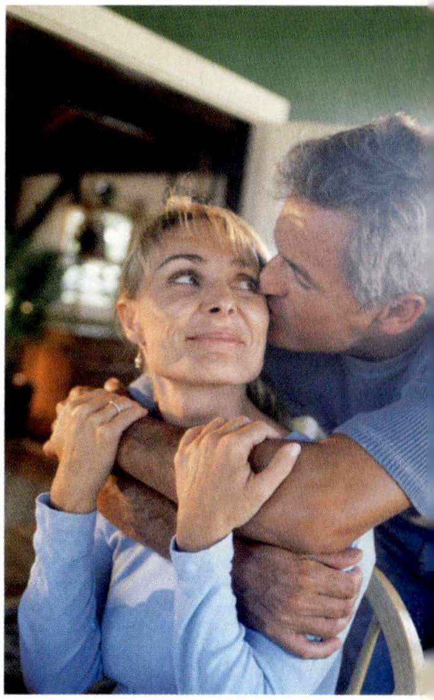

Laut einer Umfrage des Viagra-Herstellers Pfizer sagen 70 Prozent der Männer, dass sie sich nur noch als halber Mann fühlen würden, sollten sie ihre Potenz verlieren. Potenzschwierigkeiten sind also für das starke Geschlecht ein gewichtiges Problem. Wen wundert's? Aber es ist nicht nur ein Problem der Älteren, auch schon unter den 25- bis 40-Jährigen haben Männer Sorge um ihre Erektionsfähigkeit. So das Ergebnis einer Studie der Universitätsklinik Hamburg.

Gründe für Erektionsstörungen

Insgesamt können demnach in Deutschland Schätzungen zufolge 5 bis 7 Millionen Männer nicht so, wie sie eigentlich wollen. Und diese Zahl erfasst nicht mal diejenigen, die gelegentlich Probleme damit haben, sondern nur schwerere Fälle, d. h. solche, die drei Monate keine Erektion mehr hatten und bei denen man von erektiler Dysfunktion sprechen muss. Je jünger ein Mann ist, desto eher stecken allerdings seelische Gründe hinter dem Dauertief. Stress im Beruf, das Gefühl der Überforderung, Versagensangst, übertriebene Erwartungen an die Männlichkeit und Beziehungsprobleme können den Männern nicht nur den Nachtschlaf rauben, sondern auch den Beischlaf. Mit zunehmendem Alter gewinnen dann körperliche Ursachen an Bedeutung wie etwa die Arteriosklerose, Diabetes oder Nierenkrankheiten. Rauchen und zu viel Alkohol fordern auch ihren Tribut, darüber hinaus auch die Einnahme bestimmter Herz-, Beruhigungs- und Blutdruckmittel. Eine Erektion ist eben ein komplexer Vorgang, bei dem Körper und Kopf eine gewichtige Rolle spielen, und Störfaktoren gibt es hier viele.

Gesunde Prostata, gesundes Sexualleben

Die Prostata ist, wie Sie wissen, ein Geschlechtsorgan und aus diesem Grund hat Ihre Gesundheit natürlich direkten Einfluss auf eine gesunde Sexualität. Es fängt schon damit an, dass der ständige Harndrang und das häufige Wasserlassen zu Irritationen führen. Das sensible Gefüge gerät ins Ungleichgewicht. Mann kann nicht mehr so entspannt und gelassen an die Sache herangehen, wie er eigentlich möchte. Und kommt es einmal zu Problemen, pflanzen sich diese oftmals fort, weil von vornherein Bedenken bestehen, dass beim nächsten Mal wieder etwas nicht klappen könnte. Schnell ist ein Teufelskreis entstanden. Alles ist eben eine Sache des Kopfes und des Körpers.

Gesundheitsirrtum!
Weder die BPH noch eine der Behandlungen dieser Krankheit verursachen direkt Impotenz. Gerade nach einer Operation musste man früher befürchten, dass es dazu kommen könnte. Mit allen modernen Methoden lässt sich dieses Risiko heute weitgehend ausschließen.

Mit den schlimmer werdenden Prostataproblemen sind somit Erektionsschwierigkeiten einfach ein Thema. Und zwar aus organischen und

Blut im Sperma
Bei der chronischen Prostatitis kommt es vor, dass Blut im Sperma entdeckt wird. In diesem Fall muss dringend abgeklärt werden, ob ein eventuell bösartiger Tumor vorliegt.

psychischen Gründen sowie schlicht aus Gründen des Älterwerdens. Die Versteifungsfähigkeit des Penis' verringert sich zunehmend oder bleibt manchmal ganz aus. Gerade bei der chronischen Prostatitis, die sehr häufig vorkommt, strahlen die möglichen Schmerzen in den Penis aus, was sehr unangenehm ist. Und auch das sollten Sie wissen: Nach einer notwendigen Operation, zum Beispiel der TURP (vgl. S. 48), ist der Verschluss zwischen Blase und Prostata, der innere Blasenschließmuskel, meist nicht mehr ganz funktionsfähig. Bei einem Orgasmus kommt es dann häufig nicht zum Samenerguss durch die Harnröhre, sondern in die Harnblase, was der Arzt als retrograde Ejakulation bezeichnet (vgl. S. 49). Der Orgasmus wird in der Regel erlebt wie immer, aber die Zeugungsfähigkeit geht verloren. Ebenso bei der abakteriellen Prostatopathie können nachlassendes sexuelles Verlangen und vorzeitiger Samenerguss Folgeerscheinungen sein.

Denken Sie daran, dass eine gesunde Sexualität auch Basis einer guten Partnerschaft ist. Allein schon dieser Aspekt sollte für Sie Grund genug sein, frühzeitig auf sich und Ihre Prostata zu achten.

Ein Fall wie Sie?
Walter Schmittmann hatte 30 Kilogramm Übergewicht. In den letzten Jahren ist die Situation für ihn beruflich immer schwieriger geworden. Er wurde als Ingenieur zunehmend mit technischen Neuerungen konfrontiert, die seine gewohnte Arbeitsweise ziemlich auf den Kopf stell-

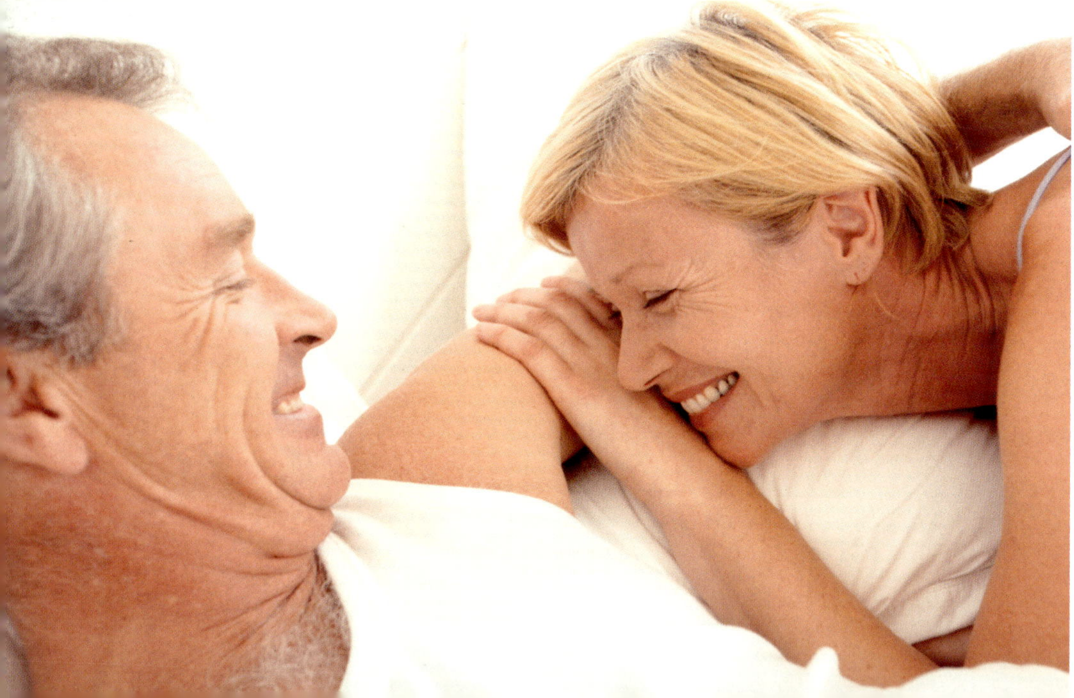

ten. Stress pur. Außerdem schielte ein junger Kollege ganz unverbrämt auf seinen Posten als Betriebsleiter. Die Situation wurde in den letzten beiden Berufsjahren immer unerträglicher.

Die körperlichen Beschwerden fingen an. Mit seinen 65 Jahren musste er schließlich seinen Bluthochdruck behandeln lassen. Er nahm jetzt regelmäßig Medikamente ein, um ihn ins Lot zu bringen: Entwässerungstabletten, Betablocker und ACE-Hemmer lagen jeden Tag neben seinem Teller.

Die Diagnose seiner Prostata ergab, dass sie stärker gewachsen war, als es nach der letzten Untersuchung zu erwarten gewesen wäre. Das jetzt auch noch. Die Nachricht hatte ihn doch etwas aus der Fassung gebracht. Durch die Entwässerungstabletten, die er einnehmen musste, hatte sich die eigentlich bislang noch irgendwie erträgliche gesundheitliche Situation verschärft. Er musste in der Nacht immer öfter zur Toilette und bekam zweimal eine schmerzhafte Harnblasenentzündung, und das im Urlaub. Das Problem war einfach nicht mehr in den Griff zu kriegen. Er fühlte sich immer weniger wohl in seiner Haut.

Er ging nun regelmäßig zum Arzt. Mit ihm zusammen erstellte er einen Therapieplan. Wegen des schwer einzustellenden Bluthochdrucks konnte auf die Entwässerungstabletten vorerst nicht verzichtet werden. Leider hatte sich auch die Zuckerstoffwechsellage in der letzten Zeit gravierend verschlechtert. Alle Alarmsignale standen auf Rot: Er musste nun noch ein weiteres Medikament einnehmen.

Durch die schmerzhaften Entzündungen, die ständige nächtliche Ruhestörung und die Verschlechterung seiner allgemeinen Situation war er sehr unzufrieden. Das hatte aber auch sein Gutes, er konnte sich nun entschließen, mehr für sich tun. Seit seiner Pensionierung richtete er sowieso seinen Fokus auf ganz andere Dinge, die ihm wichtig waren, für die er aber früher nie Zeit hatte.

Er tut nun endlich etwas für seine Gesundheit. Nach Rücksprache mit dem Hausarzt wird eine Kostumstellung nach der Insulintrennkost nach dem »Schlank-im-Schlaf-Prinzip« vorgesehen, bei der er sich satt essen kann, aber kontinuierlich an Gewicht verliert. Die neue Ernährungsweise fällt ihm nicht schwer, zumal er sie ohne großen Aufwand in seinen Alltag integrieren kann. Das bedeutet nicht, dass seine gesamte Familie ihre Lebensweise vollkommen umstellen muss. Seine Frau profitiert letztlich auch davon. Er fängt mit ihr gemeinsam mit Walking an und genießt die Bewegung an frischer Luft. Dass er ab jetzt jede Treppe nimmt, ist ihm eine willkommene Herausforderung. Das neue Leben tut Körper und Seele gut, das spürt er schon nach kurzer Zeit. Nach einigen Wochen fängt er sogar mit Yoga an, etwas, was er sich noch vor einigen Monaten nicht hätte vorstellen können. Er kann ab sofort die

Gesundheitsirrtum!
Immer wieder wird diskutiert, ob die Häufigkeit des Geschlechtsverkehrs Einfluss auf die Prostata hat. Es scheint sich aber zu bestätigen, dass das bei der BPH nicht der Fall sein kann. Für das Prostatakarzinom hingegen scheint Geschlechtsverkehr mit häufig wechselnden Partnern ein Risikofaktor zu sein.

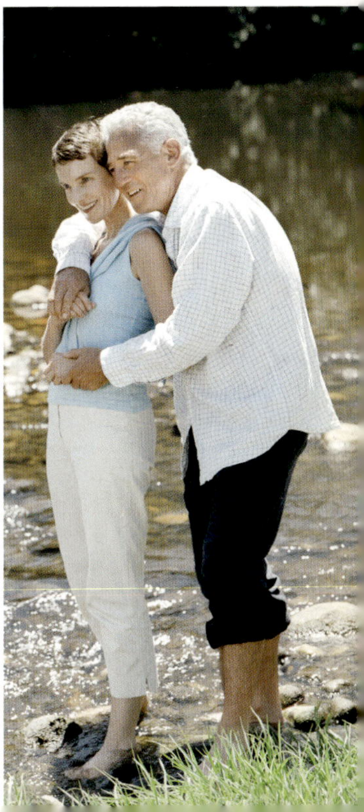

dort erlernten Techniken ganz gezielt zur Entspannung einsetzen und kombiniert bald auch sein Walkingtraining damit, so wie es die Breathwalking-Methode vorsieht (vgl. S. 59).

Gegen Prostatabeschwerden hat er ein wissenschaftlich geprüftes pflanzliches Medikament, z. B. aus Sägepalmenfrüchten und Brennnesselwurzeln, eingenommen. Es ist wirksam und verträglich, außerdem sind keine Wechselwirkungen mit anderen Medikamenten bekannt.

15,5 Kilogramm nimmt er in einem Jahr ab. Sein Blutdruck normalisiert sich und Medikamente können abgesetzt werden. Die natürliche Blutdruckeinstellung funktioniert wieder und Entwässerungstabletten und Betablocker sind ebenfalls überflüssig. Seine Prostatavergrößerung führt nicht mehr zu Beschwerden. Die pflanzlichen Heilmittel (vgl. S. 46) zeigen Wirkung. Entzündungen treten nicht mehr auf. Mit dem verringerten Harndrang kommt es kaum noch zu Infekten.

Wirksame Medizin aus der Apotheke

Pflanzliche Arzneimittel sind im Allgemeinen besser verträglich als chemisch-synthetische. Bei BPH-Präparaten, wie der Extrakombination aus Sägepalme und Brennnessel, sind zudem keine Wechselwirkungen mit anderen Arzneien bekannt – ein großer Vorteil, wenn weitere Medikamente zur Behandlung anderer Krankheiten (beispielsweise bei Bluthochdruck) eingenommen werden müssen.

Wirksame Arzneimittel erhalten Sie in der Apotheke. Zwar werden auch in Drogerie- und Verbrauchermärkten Mittel gegen Prostatabeschwerden angeboten, deren Inhaltsstoffe bzw. -mengen jedoch keine ausreichende Wirkung erwarten lassen. Fragen Sie Ihren Apotheker daher nach zugelassenen Arzneimitteln. Diese sind im Gegensatz zu traditionell angewendeten Präparaten in klinischen Studien auf ihre Wirksamkeit geprüft worden.

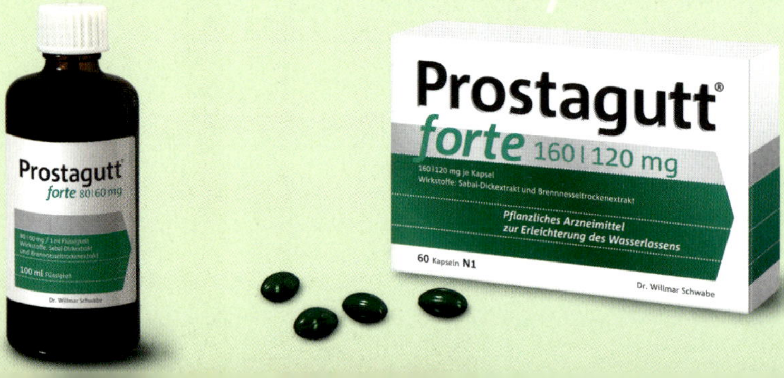

Boxenstopp: Wie fit sind Sie?

Führen Sie die Übungen aus und kreuzen Sie die auf Sie zutreffenden Antworten an. Benutzen Sie bei den Übungen einen Stuhl ohne Rollen.

Ausdauer

Wenn ich in den dritten Stock zu Fuß gehe oder ein kurzes Stück laufe, um den Bus noch zu erreichen, bin ich:

Völlig außer Atem	1 Punkt	☐
Ziemlich außer Atem	5 Punkte	☐
Etwas außer Atem	10 Punkte	☐
Gar nicht außer Atem	15 Punkte	☐

Ein zügiger, einstündiger Spaziergang

Überfordert mich	1 Punkt	☐
Strengt mich ziemlich an	5 Punkte	☐
Strengt mich etwas an	10 Punkte	☐
Strengt mich gar nicht an	15 Punkte	☐

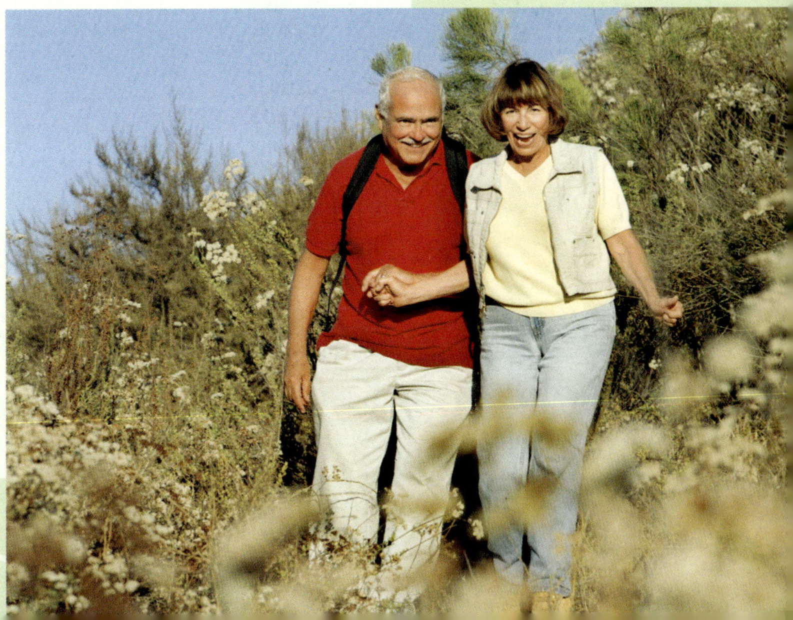

Setzen Sie sich vorne auf Ihren Stuhl, stehen Sie einbeinig auf, setzen Sie sich wieder usw. Nach dieser Übung bin ich

Völlig außer Atem	0 Punkte	☐
Ziemlich außer Atem	5 Punkte	☐
Kaum außer Atem	10 Punkte	☐
Gar nicht außer Atem	15 Punkte	☐

Auswertung

Zählen Sie die Punkte zusammen. Rechnen Sie je nach Ihrem Alter folgende Punkte hinzu:

31 bis 40 Jahre	6 Punkte	☐
41 bis 50 Jahre	12 Punkte	☐
51 bis 60 Jahre	18 Punkte	☐
über 60 Jahre	24 Punkte	☐

Teilen Sie das Ergebnis durch 3. So ist es um Ihre Fitness bestellt:

Mehr als 12 Punkte	sehr gut	☐
9 bis 12 Punkte	gut	☐
5 bis 8 Punkte	normal	☐
unter 5 Punkte	eher schlecht	☐

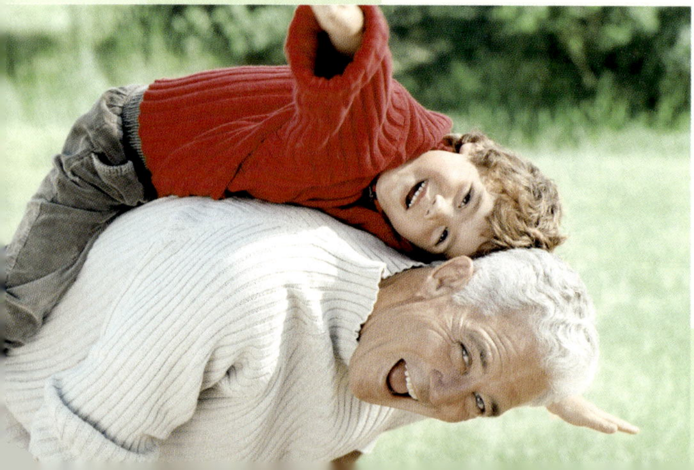

Kraft

Nehmen Sie ein dickes Buch in die Hand und strecken Sie den Arm waagerecht nach vorne. Wie lange können Sie diese Position bei gestrecktem Arm halten?

Problemlos länger als 1 Minute	15 Punkte	☐
Mit Mühe länger als eine Minute	10 Punkte	☐
30 Sekunden bis 1 Minute	5 Punkte	☐
Weniger als 30 Sekunden	0 Punkte	☐

Setzen Sie sich vorne auf Ihren Stuhl, stehen Sie einbeinig auf, setzen Sie sich wieder usw. Wie viele Wiederholungen schaffen Sie?

Mehr als 15	15 Punkte	☐
12–15	10 Punkte	☐
8–11	5 Punkte	☐
weniger als 8	0 Punkte	

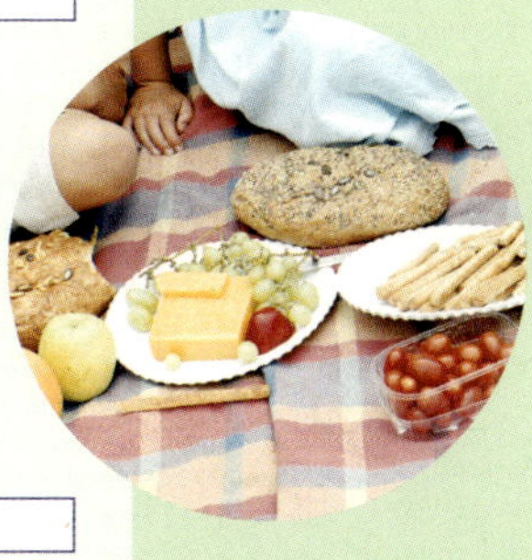

Lehnen Sie sich in Ihrem Stuhl zurück. Strecken und beugen Sie beide Beine gleichzeitig bis zur Waagerechten. Wie viele Wiederholungen schaffen Sie, ohne die Füße zwischendurch auf den Boden zu stellen?

Mehr als 12-mal	15 Punkte	☐
9- bis 11-mal	10 Punkte	☐
5- bis 8-mal	5 Punkte	☐
Weniger als 5-mal	1 Punkt	☐

Auswertung

Zählen Sie die Punkte zusammen. Rechnen Sie je nach Ihrem Alter folgende Punkte hinzu:

31 bis 40 Jahre	4 Punkte	☐
41 bis 50 Jahre	8 Punkte	☐
51 bis 60 Jahre	12 Punkte	☐
über 60 Jahre	16 Punkte	☐

Teilen Sie das Ergebnis durch 2. So ist es um Ihre Kraft bestellt:

Mehr als 12 Punkte	sehr gut	☐
9 bis 12 Punkte	gut	☐
5 bis 8 Punkte	normal	☐
unter 5 Punkte	eher schlecht	☐

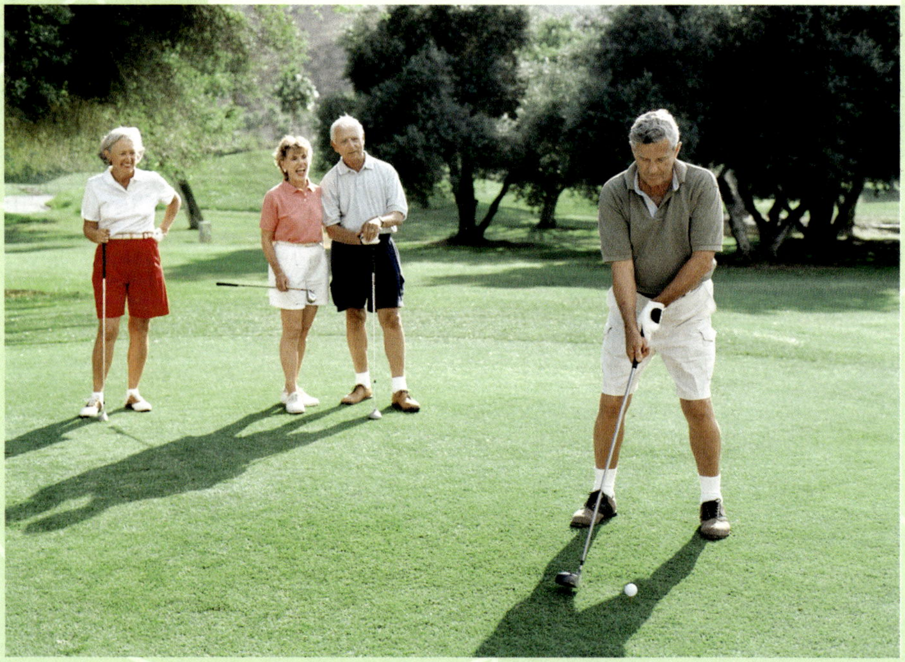

Koordination

Stellen Sie sich auf ein Bein und schließen Sie die Augen. Wie lange können Sie so stehen?

Länger als 20 Sekunden	15 Punkte	☐
Mit Mühe 20 Sekunden	10 Punkte	☐
Viel kürzer als 20 Sekunden	5 Punkte	☐
Weniger als 10 Sekunden	1 Punkt	☐

Bewegen Sie auf einem Tisch den linken Zeigefinger im Kreis. Bewegen Sie gleichzeitig den rechten Zeigefinger hin und her. Wie gut gelingt Ihnen das?

Problemlos	15 Punkte	☐
Ziemlich gut	10 Punkte	☐
Nur mit großer Mühe	5 Punkte	☐
Gar nicht	1 Punkt	

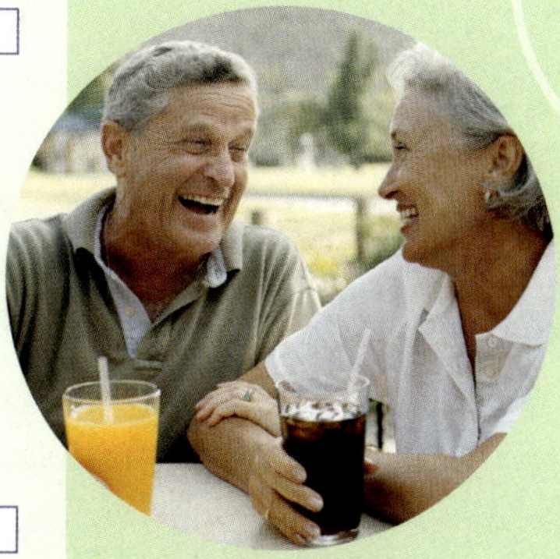

Auswertung

Zählen Sie die Punkte zusammen. Rechnen Sie je nach Ihrem Alter folgende Punkte hinzu:

31 bis 40 Jahre	6 Punkte	☐
41 bis 50 Jahre	12 Punkte	☐
51 bis 60 Jahre	18 Punkte	☐
über 60 Jahre	24 Punkte	☐

Teilen Sie das Ergebnis durch 3. So ist es um Ihre Koordination bestellt:

Mehr als 12 Punkte	sehr gut	☐
9 bis 12 Punkte	gut	☐
5 bis 8 Punkte	normal	☐
unter 5 Punkte	eher schlecht	☐

Beweglichkeit

Setzen Sie sich vorne auf Ihren Stuhl und strecken Sie die Beine und Füße am Boden. Versuchen Sie, mit den Fingerspitzen die Zehen zu erreichen. Wie weit kommen Sie?

Deutlich über die Zehen	15 Punkte	☐
So eben an die Zehen	10 Punkte	☐
Bis auf 10 cm an die Zehen	5 Punkte	☐
Nicht bis auf 10 cm an die Zehen	1 Punkt	☐

Versuchen Sie, die Fingerspitzen hinter Ihrem Rücken zusammenzuführen (ein Arm von oben, ein Arm von unten). Wie weit kommen Sie?

Die Fingerspitzen berühren sich ohne Probleme	15 Punkte	☐
Die Fingerspitzen berühren sich gerade so	10 Punkte	☐
Es bleibt ein Abstand von weniger als 10 cm	5 Punkte	☐
Es bleibt ein Abstand von mehr als 10 cm	1 Punkt	☐

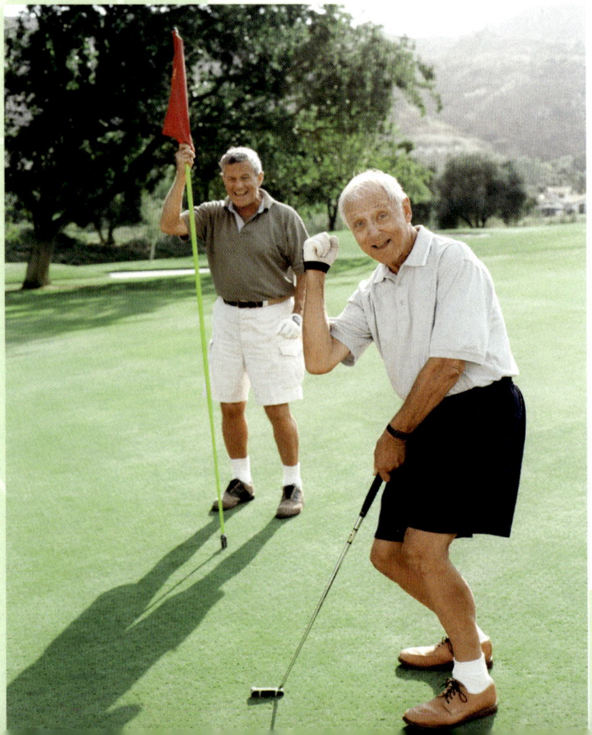

Auswertung

Zählen Sie die Punkte zusammen. Rechnen Sie je nach Ihrem Alter folgende Punkte hinzu:

31 bis 40 Jahre	4 Punkte	☐
41 bis 50 Jahre	8 Punkte	☐
51 bis 60 Jahre	12 Punkte	☐
über 60 Jahre	16 Punkte	☐

Teilen Sie das Ergebnis durch 2. So ist es um Ihre Beweglichkeit bestellt:

Mehr als 12 Punkte	sehr gut	☐
9 bis 12 Punkte	gut	☐
5 bis 8 Punkte	normal	☐
unter 5 Punkte	eher schlecht	☐

Quelle: Rheinische Post/Deutscher Sportbund. Autor: Wolfgang Ritzdorf, Deutsche Sporthochschule Köln

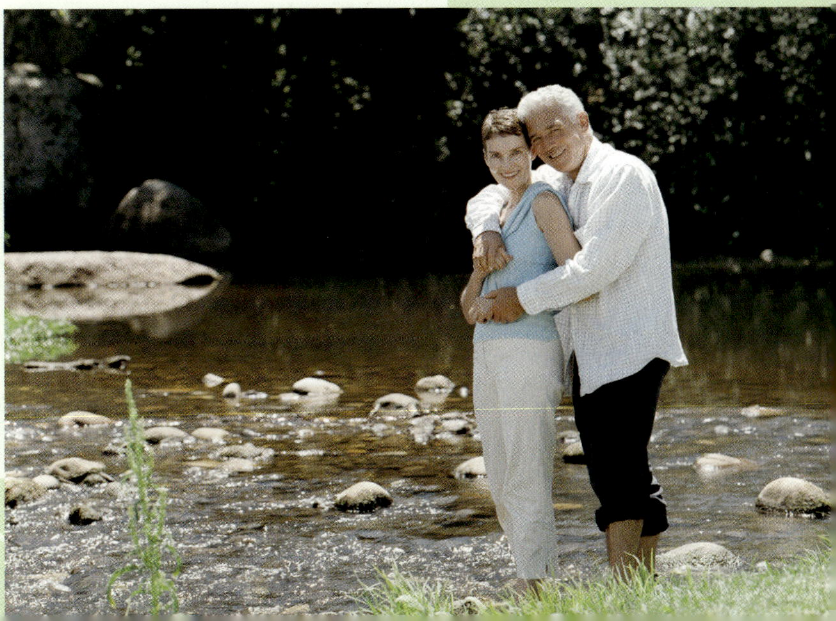

Boxenstopp: Wie gestresst sind Sie zurzeit?

Wenn ich die letzten drei Monate betrachte, treffen folgende Aussagen auf mich zu: 0 = nie, 1 = manchmal, 2 = dauernd.

Ich schiebe Erholungsphasen auf.	0	1	2
Ich bekomme zu wenig Anerkennung.	0	1	2
Ich fühle mich überfordert.	0	1	2
Ich mache Fehler.	0	1	2
Ich habe zu wenig Zeit.	0	1	2
Ich habe Sorgen und mache mir Gedanken.	0	1	2
Ich streite mich mit anderen.	0	1	2
Ich habe Versagensängste.	0	1	2
Ich muss mich bewähren, stehe unter Erfolgsdruck.	0	1	2
Ich bin sozial isoliert.	0	1	2
Ich mag meine Arbeit nicht.	0	1	2
Ich habe zu viel zu tun.	0	1	2
Ich komme nicht dazu, meine Fähigkeiten einzusetzen.	0	1	2
Ich habe mit vielen Menschen zu tun.	0	1	2
Ich habe erhöhten Blutdruck.	0	1	2
Ich habe Kopfschmerzen und/oder Rückenschmerzen.	0	1	2
Ich habe Magen- und Verdauungsstörungen.	0	1	2
Ich schwitze stark.	0	1	2
Ich schlafe schlecht ein oder durch.	0	1	2
Ich bin erschöpft und müde.	0	1	2
Ich bin deprimiert.	0	1	2
Ich bin nervös.	0	1	2
Ich zweifle an mir selbst.	0	1	2

Ich bin lustlos (auch sexuell).	0	1	2
Ich grübele nach.	0	1	2
Ich bin unzufrieden.	0	1	2
Ich bin unkonzentriert.	0	1	2
Mein Gedächtnis lässt nach.	0	1	2
Ich habe Mühe mit Neuem.	0	1	2
Ich bin ungeduldig.	0	1	2
Ich entscheide mich nur schwer.	0	1	2
Ich mache zu wenig Sport.	0	1	2
Ich esse unregelmäßig.	0	1	2
Ich rauche.	0	1	2
Ich kann nicht gut zuhören.	0	1	2
Ich bin frustriert.	0	1	2
Ich kann nicht kontrollieren.	0	1	2

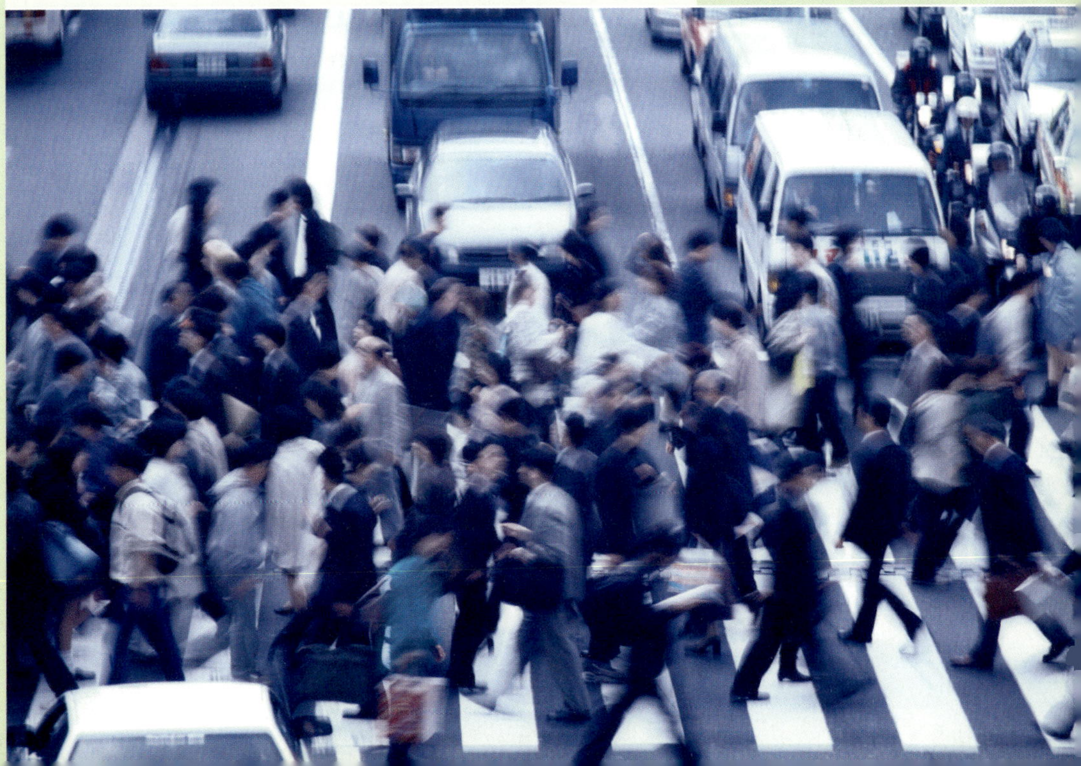

Test-Auswertung

Addieren Sie einfach Ihre Punktzahl. Je höher dieser Punktwert ist, desto höher muss Ihr Stresslevel sein:

0 bis 13 Punkte
Sie scheinen alles so ziemlich unter Kontrolle zu haben. Alle Menschen haben manchmal etwas stressbeladenere Tage, aber bei Ihnen sind diese wohl die Ausnahme. Achten Sie darauf, dass Sie in Bewegung bleiben und eine Entspannungstechnik lernen oder weiter praktizieren, damit Sie auch in Zeiten stärkerer Belastung so entspannt bleiben können wie heute.

14 bis 27 Punkte
Sie leiden unter chronischem Stress. Bevor dieser bei Ihnen krank machende Wirkung entfalten kann, sollten Sie Ihre Stressintelligenz verbessern und sich informieren, mit welchen Methoden Sie Stress reduzieren können.

28 bis 40 Punkte
Sie sind bereits im Teufelskreis des chronischen Stresses gefangen. Möglicherweise hat er bei Ihnen schon seine krankmachende Wirkung entfaltet. Für Sie ist es allerhöchste Zeit, etwas zu tun. Haben Sie das Gefühl, es allein nicht schaffen zu können, sprechen Sie mit Ihrem Hausarzt. Der kann Ihnen sagen, ob der Stress bei Ihnen schon gesundheitliche Spuren hinterlassen hat und wie Sie in Zukunft besser vorbeugen können.

Quelle: Bunte 9/2007; Copyright: Prof. Dr. Christoph M. Bamberger

Boxenstopp: Wie gesund ernähren Sie sich?

Vollkornbrötchen und/oder -brot essen Sie ...

... jeden Tag	4 Punkte	☐
... 1- bis 5-mal pro Woche	2 Punkte	☐
... selten oder nie	0 Punkte	☐

Wie häufig liegt bei Ihnen Weißbrot/Mischbrot im Brotkorb?

... jeden Tag	4 Punkte	☐
... 1- bis 5-mal pro Woche	2 Punkte	☐
... selten oder nie	0 Punkte	☐

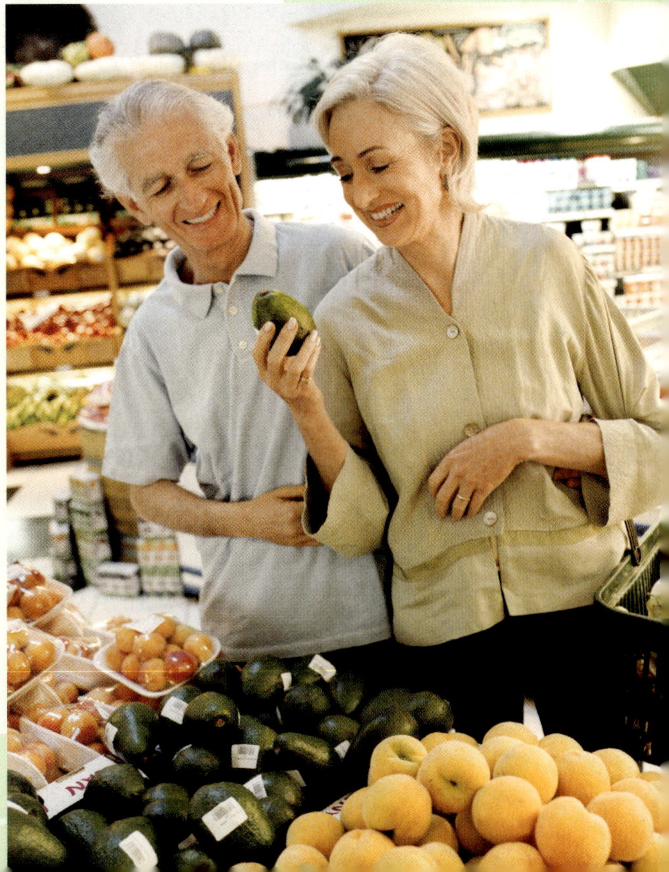

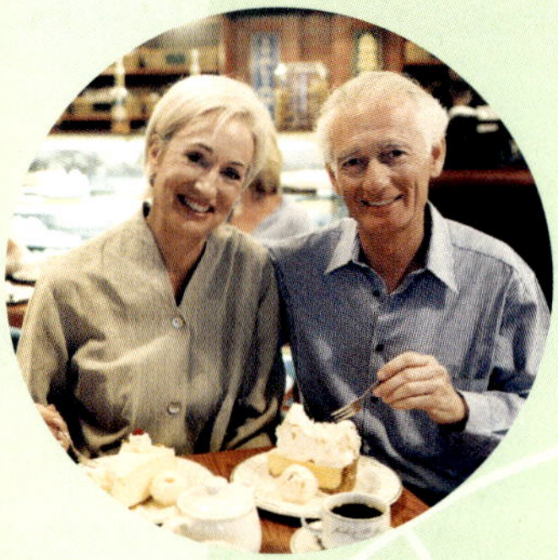

Wie oft nehmen Sie Haferflocken und/oder Müsli zu sich?

... jeden Tag	4 Punkte	☐
... mehrmals pro Woche	2 Punkte	☐
... selten oder nie	0 Punkte	☐

Sind Sie ein Pasta-Fan? Wie oft essen Sie Nudeln (ohne Sahnesauce)?

... täglich	2 Punkte	☐
... mehrmals pro Woche	3 Punkte	☐
... selten oder nie	0 Punkte	☐

Reis verzehren Sie ...

... jeden Tag	2 Punkte	☐
... mehrmals pro Woche	3 Punkte	☐
... selten oder nie	0 Punkte	☐

Kartoffeln (fettarm zubereitet) nehmen Sie ...

... jeden Tag zu sich	2 Punkte	☐
... 3- bis 5-mal pro Woche zu sich	3 Punkte	☐
... 1- bis 2-mal pro Woche zu sich	1 Punkt	☐
... selten oder nie zu sich	0 Punkte	☐

Kartoffeln (fettreich zubereitet) nehmen Sie ...

... jeden Tag zu sich	0 Punkte	☐
... 3- bis 5-mal pro Woche zu sich	1 Punkt	☐
... 1- bis 2-mal pro Woche zu sich	2 Punkte	☐
... selten oder nie zu sich	3 Punkte	☐

Hülsenfrüchte landen bei Ihnen ...

... täglich auf dem Teller	4 Punkte	☐
... mehrmals in der Woche auf dem Teller	3 Punkte	☐
... selten oder nie auf dem Teller	0 Punkte	☐

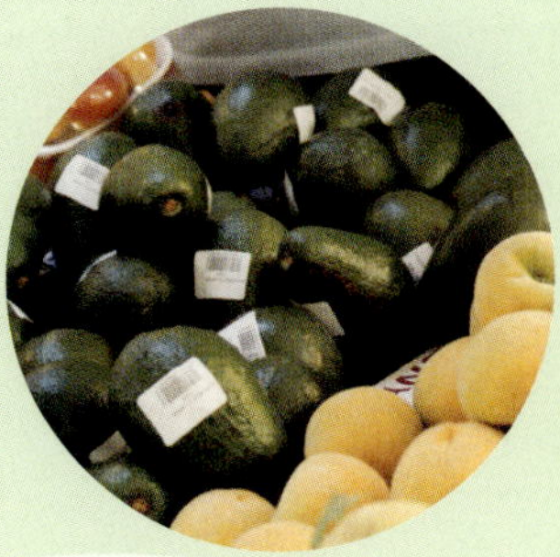

Wie häufig nehmen Sie Gemüse (gekocht, frisch oder tiefgefroren) zu sich?

... mehrmals pro Tag	4 Punkte	☐
... einmal pro Tag	3 Punkte	☐
... 3- bis 5-mal pro Woche	2 Punkte	☐
... 1- bis 2-mal pro Woche	1 Punkt	☐
... selten oder nie	0 Punkte	☐

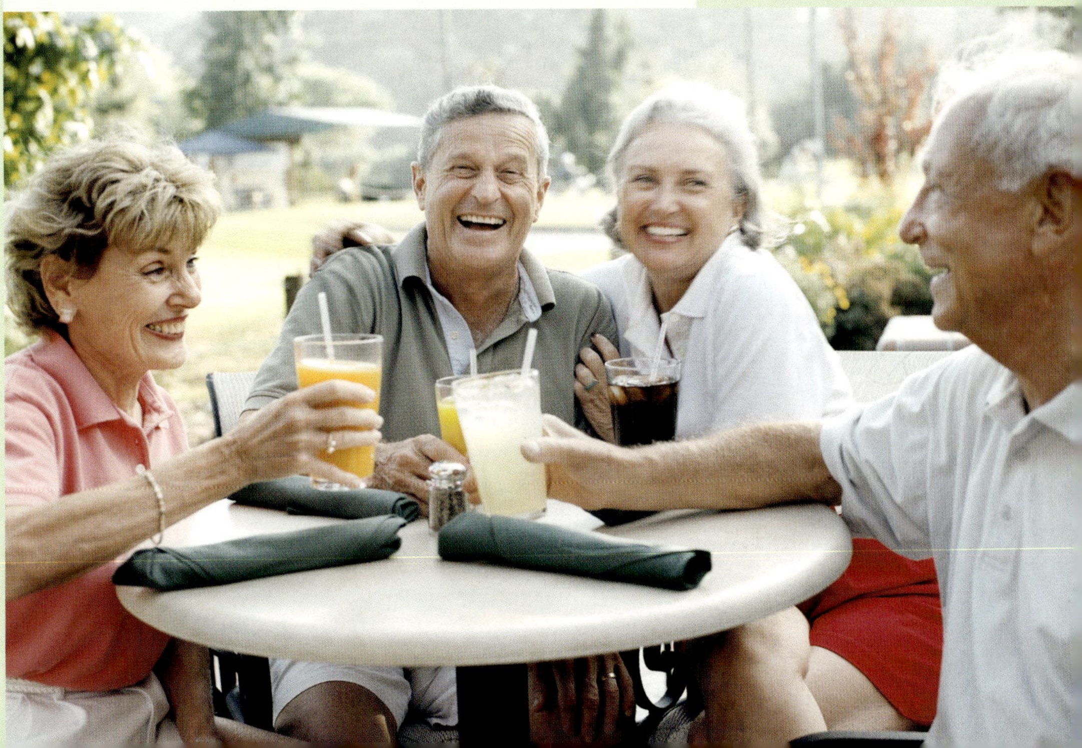

Rohkost oder rohes Gemüse essen Sie ...

... mehrmals pro Tag	4 Punkte	☐
... einmal pro Tag	3 Punkte	☐
... 3- bis 5-mal pro Woche	2 Punkte	☐
... 1- bis 2-mal pro Woche	1 Punkt	☐
... selten oder nie	0 Punkte	☐

Zu frischem Obst greifen Sie ...

... mehrmals pro Tag	4 Punkte	☐
... einmal pro Tag	3 Punkte	☐
... 3- bis 5-mal pro Woche	2 Punkte	☐
... 1- bis 2-mal pro Woche	1 Punkt	☐
... selten oder nie	0 Punkte	☐

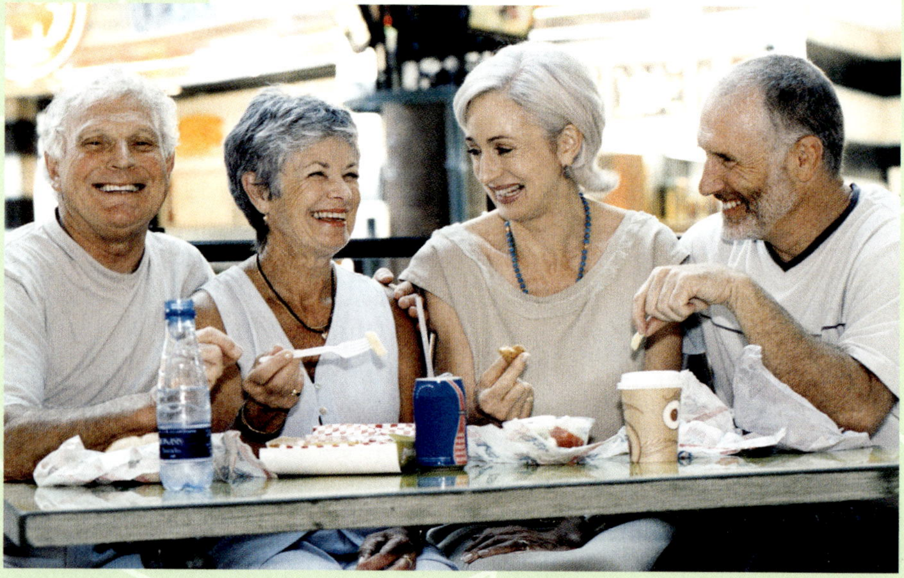

Milch, Quark und/oder Joghurt (alles fettarm) verzehren Sie …

… mehrmals pro Tag	4 Punkte	☐
… einmal pro Tag	3 Punkte	☐
… 3- bis 5-mal pro Woche	2 Punkte	☐
… 1- bis 2-mal pro Woche	1 Punkt	☐
… selten oder nie	0 Punkte	☐

Wie oft essen Sie Käse mit 30 % Fett i. Tr.?

… jeden Tag	3 Punkte	☐
… 3- bis 5-mal pro Woche	2 Punkte	☐
… 1- bis 2-mal pro Woche	1 Punkt	☐
… selten oder nie	0 Punkte	☐

Wie oft lassen Sie sich Fleisch, Wurst und Ei schmecken?

… mehrmals pro Tag	0 Punkte	☐
… einmal pro Tag	1 Punkt	☐
… 3- bis 5-mal pro Woche	2 Punkte	☐
… 1- bis 2-mal pro Woche	3 Punkte	☐
… selten oder nie	4 Punkte	☐

Fisch dünsten, grillen oder kochen Sie …

… jeden Tag	4 Punkte	☐
… 3- bis 5-mal pro Woche	3 Punkte	☐
… 1- bis 2-mal pro Woche	2 Punkte	☐
… selten oder nie	0 Punkte	☐

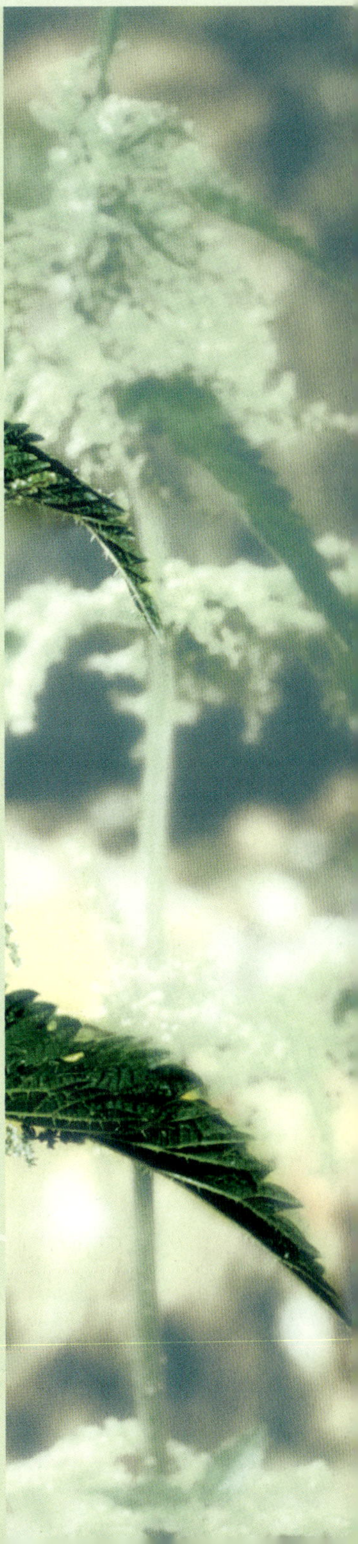

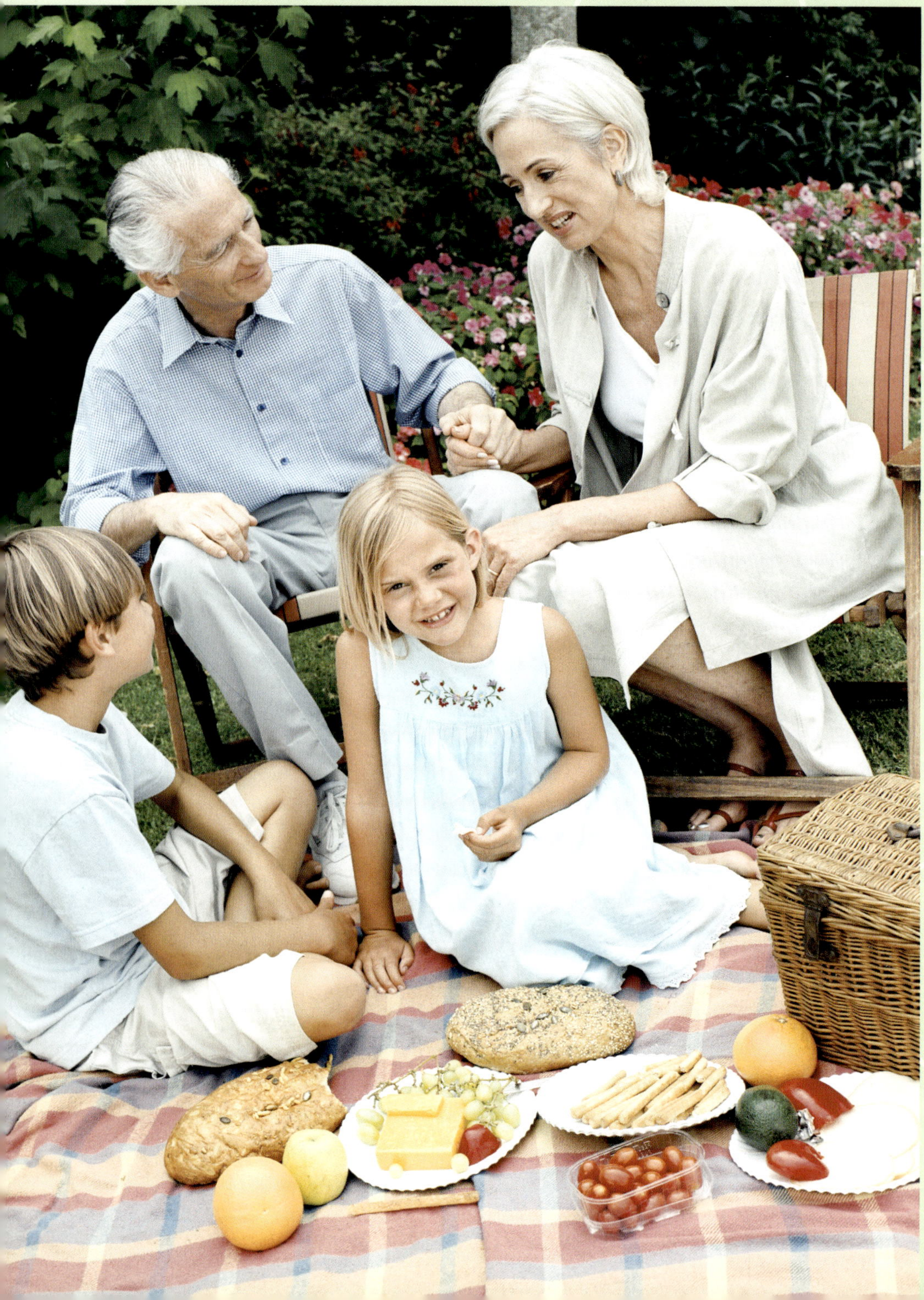

Gebratenen oder frittierten Fisch nehmen Sie ...

... jeden Tag zu sich	0 Punkte	☐
... 3- bis 5-mal pro Woche zu sich	1 Punkt	☐
... 1- bis 2-mal pro Woche zu sich	2 Punkte	☐
... selten oder nie zu sich	3 Punkte	☐

Margarine, Öl und/oder Butter verwenden Sie ...

... mehrmals pro Tag	0 Punkte	☐
... einmal pro Tag	1 Punkt	☐
... 3- bis 5-mal pro Woche	2 Punkte	☐
... 1- bis 2-mal pro Woche	4 Punkte	☐
... selten oder nie	3 Punkte	☐

Süßigkeiten und Zucker müssen bei Ihnen ...

... mehrmals pro Tag sein	0 Punkte	☐
... einmal pro Tag sein	1 Punkt	☐
... 3- bis 5-mal pro Woche sein	2 Punkte	☐
... 1- bis 2-mal pro Woche sein	3 Punkte	☐
... selten oder nie sein	4 Punkte	☐

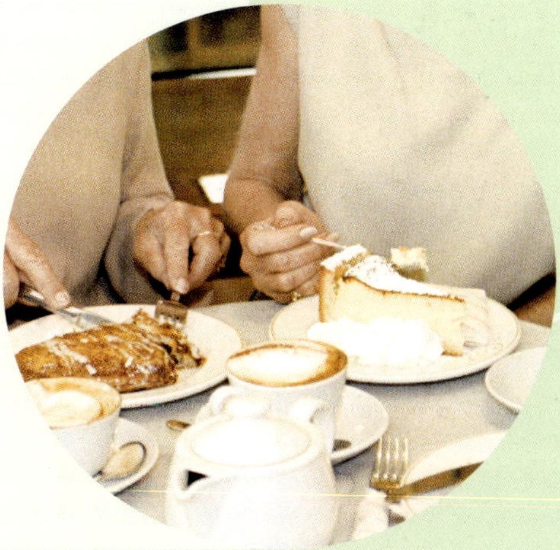

Cola oder Limonade (mindestens ein großes Glas) trinken Sie . . .

. . . jeden Tag	0 Punkte	☐
. . . 3- bis 5-mal pro Woche	1 Punkt	☐
. . . 1- bis 2-mal pro Woche	2 Punkte	☐
. . . selten oder nie	3 Punkte	☐

Frucht- und Gemüsesäfte (mindestens ein großes Glas) lassen Sie sich . . .

. . . mehrmals pro Tag schmecken	4 Punkte	☐
. . . einmal pro Tag schmecken	3 Punkte	☐
. . . 3- bis 5-mal pro Woche schmecken	2 Punkte	☐
. . . 1- bis 2-mal pro Woche schmecken	1 Punkt	☐
. . . selten oder nie schmecken	0 Punkte	

Mit Mineralwasser (mindestens ein großes Glas) löschen Sie . . .

. . . mehrmals pro Tag Ihren Durst	4 Punkte	☐
. . . einmal pro Tag Ihren Durst	3 Punkte	☐
. . . 3- bis 5-mal pro Woche Ihren Durst	2 Punkte	☐
. . . 1- bis 2-mal pro Woche Ihren Durst	1 Punkt	☐
. . . selten oder nie Ihren Durst	0 Punkte	☐

Früchtetee, grünen Tee oder Kräutertee (eine große Tasse) gießen Sie sich . . .

. . . mehrmals pro Tag auf	4 Punkte	☐
. . . einmal pro Tag auf	3 Punkte	☐
. . . 3- bis 5-mal pro Woche auf	2 Punkte	☐
. . . 1- bis 2-mal pro Woche auf	1 Punkt	☐
. . . selten oder nie auf	0 Punkte	☐

Mit Kaffee oder schwarzem Tee (jeweils eine große Tasse) pushen Sie sich . . .

. . . mehrmals pro Tag auf	0 Punkte	☐
. . . einmal pro Tag auf	1 Punkt	☐
. . . 3- bis 5-mal pro Woche auf	2 Punkte	☐
. . . 1- bis 2-mal pro Woche auf	3 Punkte	☐
. . . selten oder nie auf	4 Punkte	☐

Wein (je ein Glas) oder Bier (je 0,3 Liter/eine Flasche) gönnen Sie sich . . .

. . . mehrmals pro Tag	0 Punkte	☐
. . . einmal pro Tag	1 Punkt	☐
. . . 3- bis 5-mal pro Woche	2 Punkte	☐
. . . 1- bis 2-mal pro Woche	3 Punkte	☐
. . . selten oder nie	4 Punkte	☐

Hochprozentige Alkoholika (jeweils mindestens 0,1 Liter) trinken Sie . . .

. . . täglich	0 Punkte	☐
. . . 3- bis 5-mal pro Woche	1 Punkt	☐
. . . 1- bis 2-mal pro Woche	2 Punkte	☐
. . . selten oder nie	3 Punkte	☐

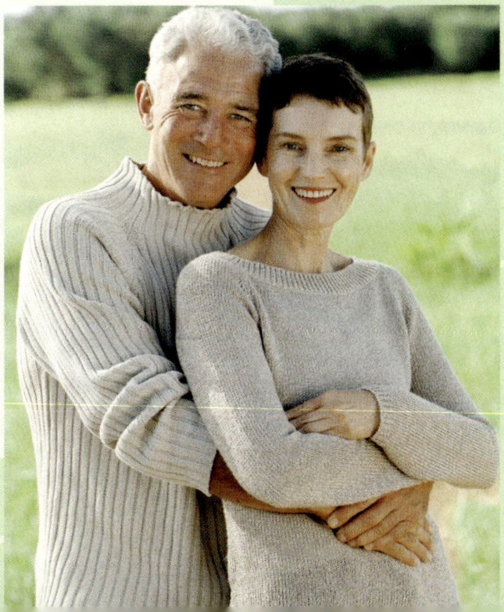

Auswertung:

92 bis 60 Punkte: Ihre Ernährung ist top!

Glückwunsch – alles in allem ernähren Sie sich gesund und ausgewogen! Sie wissen: Wer bevorzugt Kohlenhydrate isst und gleichzeitig Fett spart, macht beim Essen insgesamt eine gute Figur. Auch Ihr Gemüse- und Obstverzehr ist mit rund fünf Portionen am Tag vorbildhaft. Sie bauen auf Milch und Milchprodukte und halten mit dem enthaltenen Kalzium so Ihre Knochen stabil. Fleisch, Fisch und Ei versorgen uns mit wertvollem Eiweiß und wichtigen Spurenelementen wie Eisen, Zink, Jod und Selen. Je fettärmer, desto besser! Bei den Durstlöschern haben Sie richtig ausgewählt und versucht, Zucker und Süßes vernünftig zu dosieren. Mit anregenden Getränken und Alkohol gehen Sie bewusst um.

59 bis 29 Punkte: Sie sind auf dem richtigen Weg!

Ihr Kohlenhydratbewusstsein ist okay, Sie können sich aber noch verbessern, z. B. wenn Sie 2- bis 3-mal wöchentlich Kartoffeln, Reis und Nudeln essen. Wer täglich Vollkornprodukte zu sich nimmt, unterstützt gleichzeitig seine Vitamin-B- und Magnesiumversorgung. Sie sollten auf fünf Portionen Gemüse und Obst am Tag achten – auch Tiefkühlkost zählt! Pro Tag gehört mindestens eine Portion Milch, Joghurt, Quark oder fettarmer Käse wegen des hohen Kalziumsgehalts auf den Speiseplan. Fleisch, Fisch und Ei sind wichtige Proteinquellen und versorgen uns mit wichtigen Spurenelementen wie Eisen, Zink, Jod und Selen. Je fettärmer, desto besser! Vermeiden Sie zuckerhaltige Getränke. Probieren Sie statt alkoholischer Getränke auch einmal alkoholfreies Bier, eine Weinschorle oder entkoffeinierten Kaffee aus. Auch Naschereien sollten Sie vernünftig dosieren.

28 bis 0 Punkte: Da gibt's noch etwas zu tun!

Kohlenhydrate sind Fitmacher und keine Dickmacher! Essen Sie also mehr (Vollkorn-) Brot, Kartoffeln, Reis und Nudeln sowie ab und zu ein Hülsenfruchtgericht. Ihren Bedarf an Obst und Gemüse sollten Sie auf fünf Portionen erhöhen. Täglich sollten ebenfalls Milch und Milchprodukte auf dem Speiseplan stehen. Wie wäre es mit schmackhaften Milchmixgetränken oder Sauermilchprodukten (Joghurt, Dickmilch, Kefir, Buttermilch und Quark)? Weniger Fleisch kann nicht schaden! Tauschen Sie Ihre Lebensmittel gegen fettärmere Varianten aus. Probieren Sie doch auch einmal vegetarische Rezepte. Essen Sie weniger Zucker und Süßes und trinken Sie mehr Gemüse- und Obstsäfte sowie Mineralwasser. Auch grüner Tee, Früchtetee und Kräutertee sind, wenig gesüßt, gute Durstlöscher. Vorsicht mit Kaffee, schwarzem Tee und Alkohol. Sie sollten Ihr Trinkverhalten und Ihren Getränkekonsum überdenken.

Quelle: Fit for Fun

Viel Erfolg! Sie können viel für die Gesunderhaltung Ihrer Prostata tun.

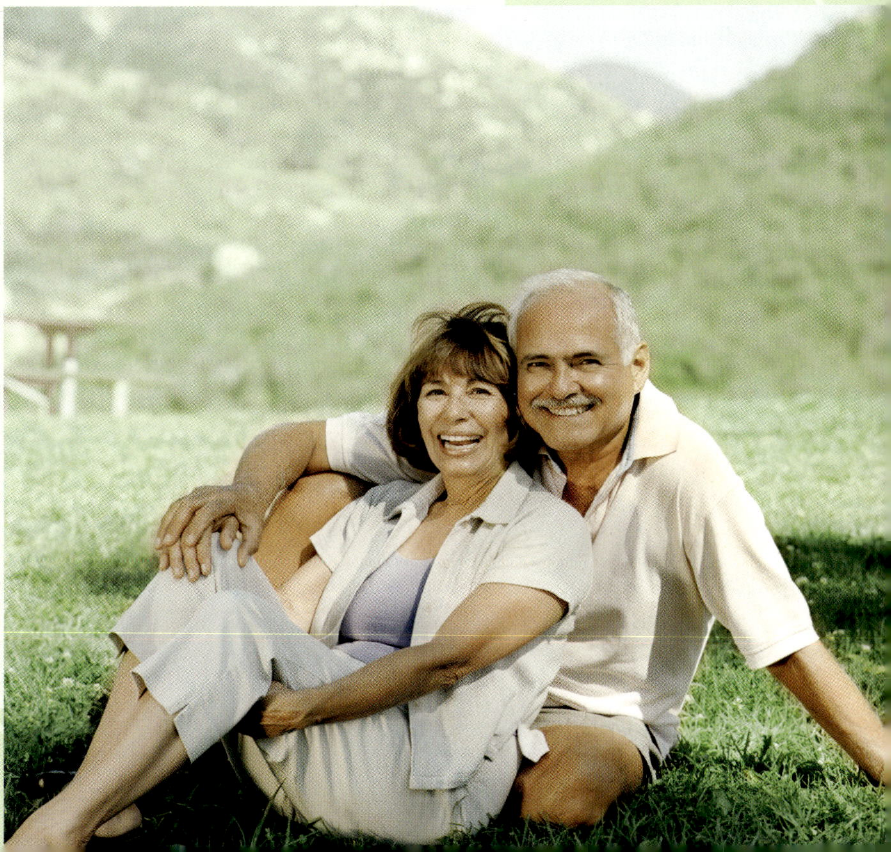

IMPRESSUM

Copyright 2008 by
Medicus Wissen
Verlagsagentur Lianne Kolf
Tengstraße 8
80798 München
Tel. 089-39 90 59
Fax 089-39 68 63
E-Mail: litagkolf@t-online.de

und

Belenus
eine Tochter der DSV Deutscher Sportverlag GmbH
Im Mediapark 8
50670 Köln
www.sportverlag.de

Redaktion:
Mendlewitsch + Meiser Düsseldorf

1. Auflage

Fotos: Schwabe, Archiv DSV
Gestaltung und Satz: Wilhelm Vornehm, München
Druck: Klingenberg Buchkunst Leipzig

Alle Rechte vorbehalten

ISBN: 978-3-937630-15-1

Die Ratschläge in diesem Buch sind vom Autor und Verlag mit größter Sorgfalt erarbeitet und geprüft worden. Dennoch erfolgen alle Angaben ohne Gewähr. Eine Haftung des Autors bzw. des Verlags und seiner Beauftragten für Personen-, Sach- oder Vermögensschäden ist ausgeschlossen. Der Inhalt darf auch teilweise nur mit Genehmigung des Verlags wiedergegeben werden.